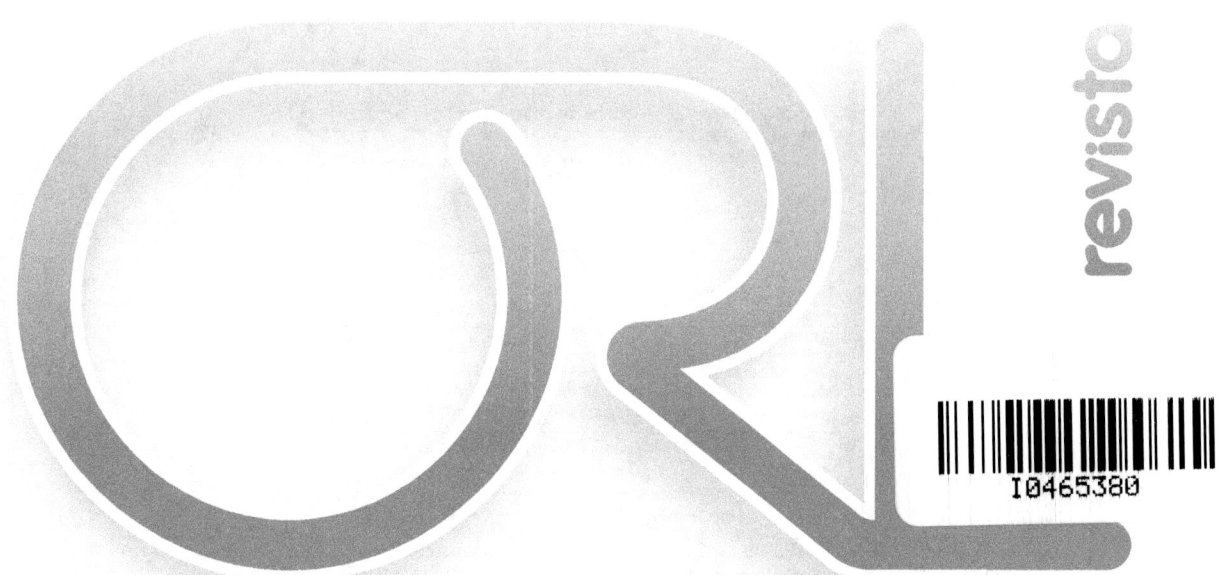

OTORRINOLARINGOLOGÍA

DOCUMENTACIÓN EN
OTORRINOLARINGOLOGÍA METODOLOGÍA DE
INVESTIGACIÓN

Vol. 8, N. 4, 2017

eISSN: 2444-7986
DOI: https://doi.org/10.14201/orl201784

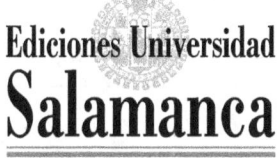
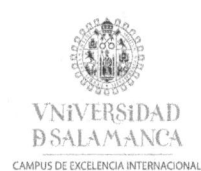
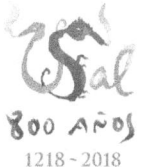

EQUIPO DE REDACCIÓN

DIRECTOR
José Luis PARDAL REFOYO, SACYL, Complejo Asistencial de Zamora, España

SECRETARIA DE DIRECCIÓN
Tránsito FERRERAS FERNÁNDEZ, Universidad de Salamanca, España

CONSEJO DE REDACCIÓN
José Ignacio BENITO OREJAS, SACYL, Hospital Clínico Universitario de Valladolid, España
Jaime SANTOS PÉREZ, SACYL, Hospital Clínico Universitario de Valladolid, España
Ana Isabel NAVAZO-EGUÍA, SACYL, Hospital Universitario de Burgos, España
Carmelo MORALES ANGULO, Universidad de Cantabria, España
Eduardo MARTÍN SANZ, Universidad Europea de Madrid, España
Helena MARTÍN RODERO, Universidad de Salamanca, España
Pedro DIAZ DE CERIO CANDUELA, Hospital San Pedro de Logroño, España
Jorge CHAMORRO SÁNCHEZ, Universidad Pontificia de Salamanca, España
Ángel BATUECAS CALETRÍO, Universidad de Salamanca, España
Luis Ángel VALLEJO VALDEZATE, Universidad de Valladolid, España

CONSEJO ASESOR
Juan José AILAGAS DE LAS HERAS, SACYL, Hospital Clínico Universitario de Valladolid, España
José Luis LLORENTE PENDÁS, Universidad de Oviedo, España
Gonzalo MARTÍN HERNÁNDEZ, SACYL, Complejo Asistencial de Ávila, España
Agustín MAYO ÍSCAR, Universidad de Valladolid, España
Darío MORAIS PÉREZ, SACYL, Hospital Clínico Universitario de Valladolid, España
Andrés MUNYO ESTEFAN, Universidad de la República, Uruguay
Ángel MUÑOZ HERRERA, Universidad de Salamanca, España
Carlos OCHOA SANGRADOR, SACYL, Complejo Asistencial de Zamora, España
Leonardo Elías ORDÓÑEZ ORDÓÑEZ, Universidad Militar Nueva Granada, Colombia
Nicolás PÉREZ FERNÁNDEZ, Universidad de Navarra, España
Ángel RAMOS MACÍAS, Universidad de Las Palmas de Gran Canaria, España
Santiago SANTA CRUZ RUIZ, Universidad de Salamanca, España
Mariela Claudia TORRENTE AVENDAÑO, Universidad de Chile, Chile
María Jesús VELASCO GARCÍA, SACYL, Complejo Asistencial de Ávila, España
Luis LASSALETTA ATIENZA, Universidad Autónoma de Madrid, España
Raimundo GUTIÉRREZ FONSECA, Hospital Rey Juan Carlos de Móstoles, España
Ricardo BENTO, Universidade de São Paulo, Brazil
Sergio CARMONA, Instituto de Neurociencias de Buenos Aires, Argentina
Jorge CARO LETELIER, Pontificia Universidad Católica de Chile, Chile
Roy CASIANO, University of Miami, United States
Rogelio CHARLONE GRANUCCI, Hospital Maciel de Montevideo, Uruguay
Gabriel CHARLONE GRANUCCI, Universidad de la Republica, Uruguay
Juan Armando CHIOSSONE KERDEL, Universidad Central de Venezuela
Leopoldo CORDERO, Centro de Investigaciones Otoaudiológicas, Argentina
Gustavo Ramón COSTAS RIVIEZZO, Universidad de la República, Uruguay
Marcelo D`AGOSTINO, Pan American Health Organization, Washington, United States
Ricardo D`ALBORA, Universidad de la República, Uruguay
Paul DELANO REYES, Universidad de Chile, Chile
José GRANELL NAVARRO, Hospital Universitario Rey Juan Carlos de Móstoles, España
David NOVILLO ORTIZ, Pan American Health Organization, Washington, United States

ÍNDICE

EDITORIAL	
Revisiones sistemáticas José Luis PARDAL-REFOYO, Carlos OCHOA-SANGRADOR	197-203

ARTÍCULO ORIGINAL	
Enfermedad ganglionar residual tras quimiorradioterapia con intención radical en pacientes con tumores de faringolaringe Blanca Pilar GALINDO-TORRES, Mahfoud EL UALI-ABEIDA, María LLANO-ESPINOSA, Emilio VIVES-RICOMÀ, Laura REBOLLEDO-BERNAD, Félix DE MIGUEL-GARCÍA, Rafael FERNÁNDEZ-LIESA	205-210
Evaluación multidimensional de la calidad de voz de los futuros intérpretes vocales de élite Muresan RODICA-ELENA, Pop ALEXANDRA-SABINA	211-217

ARTÍCULO DE REVISIÓN	
Resonancia magnética de tiroides y paratiroides Miguel GONZALO-DOMÍNGUEZ, María Cristina HERNÁNDEZ-RODRÍGUEZ, Manuel Ángel MARTÍN-PÉREZ, José Martín MARÍN-BALBÍN, Rodrigo BLANCO-HERNÁNDEZ, Ignacio MARTÍN-GARCÍA	219-226
Resonancia magnética de las glándulas salivales parótida y submaxilar María Cristina HERNÁNDEZ-RODRÍGUEZ, Manuel Ángel MARTÍN-PÉREZ, José Martín MARÍN-BALBÍN, Rodrigo BLANCO-HERNÁNDEZ, Ignacio MARTÍN-GARCÍA, Roberto Domingo TABERNERO-RICO	227-236

CASO CLÍNICO	
Rinoscleroma. Descripción de un caso Luis Enrique SANCHEZ-SIERRA, Carlos Felipe MATUTE-MARTINEZ, Daniel Martin BARAHONA-LOPEZ, Miguel BANDES, Ana Raquel URBINA, Flor GIRON	237-241
Traqueobroncopatía osteocondroplásica. Descripción de un caso Candelas ÁLVAREZ-NUÑO, Luis Ángel VALLEJO-VALDEZATE, Raquel FERNÁNDEZ-MORAIS, Sara FERNÁNDEZ-CASCÓN	243-247
Paraganglioma mediastínico detectado con gammagrafía SPECT-TC con 111In-pentetreótida. Descripción de un caso Luis Gonzaga DÍAZ-GONZÁLEZ, Berta PÉREZ-LÓPEZ, Yoana FRANCO-RODRÍGUEZ, Ángel MUÑOZ-HERRERA, Pilar TAMAYO-ALONSO	249-252
Manifestaciones orales de la sífilis. Caso clínico Ana Isabel NAVAZO-EGUÍA, Elena RIOJA-PEÑARANDA, Celina ECHEVARRIA-ITURBE, Danilo TERÁN-MUÑOZ, Cristina CORDERO-CIVANTOS, Cristina IBAÑEZ-MUÑOZ	253-257
Linfoma nasal de células T/Natural Killer. Descripción de un caso Miguel Alberto RODRÍGUEZ-PÉREZ, Antonio SANMARTÍN-CABALLERO, Mª Carmen SALOM-COVEÑAS	259-262

ÍNDICE

EDITORIAL	
Systematic reviews José Luis PARDAL-REFOYO, Carlos OCHOA-SANGRADOR	197-203
ORIGINAL	
Residual lymph node disease after chemoradiotherapy with radical intention in patients with pharyngolaryngeal tumors Blanca Pilar GALINDO-TORRES, Mahfoud EL UALI-ABEIDA, María LLANO-ESPINOSA, Emilio VIVES-RICOMÀ, Laura REBOLLEDO-BERNAD, Félix DE MIGUEL-GARCÍA, Rafael FERNÁNDEZ-LIESA	205-210
Multidimensional assessment of voice quality of future elite vocal performers Muresan RODICA-ELENA, Pop ALEXANDRA-SABINA	211-217
REVIEW	
Magnetic Resonance Imaging of Thyroid and Parathyroid Miguel GONZALO-DOMÍNGUEZ, María Cristina HERNÁNDEZ-RODRÍGUEZ, Manuel Ángel MARTÍN-PÉREZ, José Martín MARÍN-BALBÍN, Rodrigo BLANCO-HERNÁNDEZ, Ignacio MARTÍN-GARCÍA	219-226
Magnetic Resonance of Parotid and Submandibular Salivary Glands María Cristina HERNÁNDEZ-RODRÍGUEZ, Manuel Ángel MARTÍN-PÉREZ, José Martín MARÍN-BALBÍN, Rodrigo BLANCO-HERNÁNDEZ, Ignacio MARTÍN-GARCÍA, Roberto Domingo TABERNERO-RICO	227-236
CASE REPORT	
Rhinoscleroma. A case report Luis Enrique SANCHEZ-SIERRA, Carlos Felipe MATUTE-MARTINEZ, Daniel Martin BARAHONA-LOPEZ, Miguel BANDES, Ana Raquel URBINA, Flor GIRON	237-241
Tracheobronchopathia osteochondroplastica. A case report. Candelas ÁLVAREZ-NUÑO, Luis Ángel VALLEJO-VALDEZATE, Raquel FERNÁNDEZ-MORAIS, Sara FERNÁNDEZ-CASCÓN	243-247
Mediastinal paraganglioma detected by 111in-Pentetreotide scintigraphy and SPECT/TC. A case report Luis Gonzaga DÍAZ-GONZÁLEZ, Berta PÉREZ-LÓPEZ, Yoana FRANCO-RODRÍGUEZ, Ángel MUÑOZ-HERRERA, Pilar TAMAYO-ALONSO	249-252
Oral manifestations of syphilis. Clinical Case. Ana Isabel NAVAZO-EGUÍA, Elena RIOJA-PEÑARANDA, Celina ECHEVARRIA-ITURBE, Danilo TERÁN-MUÑOZ, Cristina CORDERO-CIVANTOS, Cristina IBAÑEZ-MUÑOZ	253-257
T-cell nasal lymphoma / Natural Killer. Case report Miguel Alberto RODRÍGUEZ-PÉREZ, Antonio SANMARTÍN-CABALLERO, Mª Carmen SALOM-COVEÑAS	259-262

eISSN 2444-7986
DOI: https://doi.org/10.14201/orl.17082

Editorial

LOS ARTÍCULOS DE REVISIÓN

Systematic Reviews

José Luis PARDAL-REFOYO[1]; Carlos OCHOA-SANGRADOR[2]

[1]*Director de Revista ORL. SACYL. Complejo Asistencial de Zamora.* [2]*Vocal del Consejo Asesor de Revista ORL. SACYL. Unidad de Apoyo a la Investigación del Complejo Asistencial de Zamora. España.*

Correspondencia jlpardal@usal.es

Fecha de publicación: 8 de octubre de 2017
Fecha de publicación del fascículo: 1 de diciembre de 2017

Conflicto de intereses: Los autores declaran no tener conflictos de intereses
Imágenes: Los autores declaran haber obtenido las imágenes con el permiso de los pacientes
Política de derechos y autoarchivo: se permite el autoarchivo de la versión post-print (SHERPA/RoMEO)
Licencia CC BY-NC-ND. Licencia CreativeCommons Atribución-NoComercial-SinDerivar 4.0 Internacional
Universidad de Salamanca. Su comercialización está sujeta al permiso del editor

INTRODUCCIÓN

El pasado 23 de septiembre celebramos un año más la Jornada de Actualización sobre el Proceso Editorial —JAsPE— acreditada por la Comisión de Formación Continuada de las Profesiones Sanitarias de la Comunidad de Castilla y León y avalada por la Sociedad Otorrinolaringológica de Castilla y León, Cantabria y La Rioja y la Universidad de Salamanca, en virtud de su convenio de colaboración [1].

El objetivo general de JAsPE es profundizar en los conocimientos de las bases teóricas en las que se basa el proceso editorial dirigido a autores, revisores y editores [2, 3], con el fin de ayudar a los agentes editoriales, en su conjunto, a mejorar la calidad de los artículos. Esta jornada se complementa con la dedicada a la lectura crítica de artículos (análisis de un artículo de revisión en 2016 y de un ensayo clínico en 2017) [4].

En las ediciones de 2013 y 2014 desarrollamos las etapas de gestión del proceso editorial, en 2015 se analizaron las publicaciones en acceso abierto y cómo mejorar la visibilidad de los artículos [5, 6] y, en 2016, se impartió un curso sobre búsquedas bibliográficas y utilización de los programas de gestión bibliográfica (preferentemente Zotero y Mendeley).

Este año, en su quinta edición, abordamos el tema de los artículos de revisión desde dos puntos de vista: cómo elaborar un artículo de revisión desarrollando la estructura de los artículos de «Evidencia y Recomendación» promovidos desde *Revista ORL* y cómo seleccionar y jerarquizar la evidencia mediante el método GRADE [7].

Desarrollamos los temas «¿Cómo pensar y publicar un artículo de revisión?: la estructura de los artículos de evidencia y recomendación» (Dr. Pardal) y «Evidencia y recomendación: cómo seleccionar y jerarquizar la evidencia (GRADE)» (Dr. Ochoa) [8, 9]. De ambos temas ofreceremos a los lectores un breve resumen.

Cómo pensar y publicar un artículo de revisión

Debido a la gran cantidad de información que se genera, los artículos de revisión son actualmente imprescindibles y tienen una gran aceptación porque cubren la necesidad que tiene el lector dedicado a la práctica clínica, de conseguir información de calidad que le aporte soluciones a preguntas clínicas concretas. Para ello, el artículo debe partir de una pregunta de investigación adecuada —pregunta objetivo—, estructurar la revisión bibliográfica de forma correcta orientada a responder al objetivo y ofrecer las recomendaciones según la evidencia hallada en la bibliografía. Así los autores recogen la información publicada relativa a un tema concreto —sobre diagnóstico, tratamiento, tecnología, técnicas o evaluaciones económicas— con una sistemática reproducible. Este aspecto de la reproducibilidad es importante porque permite a cualquier investigador comprobar la veracidad y continuar nuevas líneas o enfoques de investigación [9].

El artículo de revisión surge de la necesidad de sistematizar y jerarquizar la calidad de la información sobre un tema para identificar el nivel de conocimientos, obtener ideas, responder a una pregunta clínica o actualizar conocimientos [10].

Pueden distinguirse dos tipos de artículos de revisión (revisión narrativa y revisión sistemática con o sin metanálisis). La revisión narrativa, en la que los autores hacen un resumen de síntesis cualitativa con sus conclusiones de experto, útiles para actualizar un tema respondiendo a cuestiones concretas. Habitualmente en este tipo de artículos no se informa sobre cómo se hizo la búsqueda de información, por lo que no es posible reproducirla ni comprobar que incluya todo lo importante que haya escrito sobre el tema. La revisión sistemática incluye las estrategias de búsqueda de la información bibliográfica para un análisis cualitativo que puede incluir además análisis cuantitativo (metanálisis) [9,10].

El artículo de evidencia y recomendación es un artículo de revisión sistemática que ofrece una evaluación cualitativa —que puede además incluir metanálisis— de los resultados sobre el nivel de evidencia y grado de recomendación de una determinada intervención terapéutica, aplicación tecnológica o estudio diagnóstico.

El método básico para planificar y crear un artículo de evidencia y recomendación puede esquematizarse en los siguientes puntos.

1. Identificar el tema objetivo (pregunta de investigación).
2. Buscar las publicaciones de forma sistematizada.
   a. Fuentes de datos.
   b. Tipo de estudios.
3. Seleccionar las publicaciones de forma sistematizada.
4. Presentar la búsqueda y selección de la bibliografía para que cualquier otro autor pueda repetir el estudio.
5. Enmarcar el objetivo de la revisión (antecedentes y pertinencia).
6. Ofrecer resultados claros a los investigadores y lectores (cualitativos).

Herramientas

Dos son las herramientas que recomendamos para planificar y editar el artículo de revisión Figura 1). La lista de comprobación y diagrama de flujo propuesto en la declaración PRISMA *(Preferred Reporting Items for Systematic Reviews and Meta-Analyses)* [11] —traducida, validada y publicada en español [12]— y la evaluación del grado de la calidad de la recomendación GRADE *(Grading of Recommendations Assessment, Development and Evaluation)*.

La lista PRISMA consta de 27 ítems con los contenidos de cada uno de los apartados del artículo.

El diagrama PRISMA permite exponer de forma clara la estrategia de búsqueda, exclusión y selección de los artículos revisados.

Planificación del artículo de evidencia y recomendación

El esquema básico para elaborar un artículo de revisión con el esquema de evidencia y recomendación que proponemos tiene las siguientes etapas:

1. Pregunta clínica sobre un aspecto de diagnóstico o tratamiento.
2. Redactar la situación actual del tema. Controversias.
3. Pregunta en forma PICO:
   a. P: pacientes, procedimientos o problema de interés.
   b. I: intervención, exposición o prueba que se evalúa.
   c. C: comparación (intervención, exposición o prueba con la que se compara).
   d. O: resultados (*outcomes*, variable de medición o resultados).

4. Búsqueda sistemática (fuentes primarias, secundarias y terciarias).
   a. Buscadores: MEDLINE, Cochrane, SCOPUS, EMBASE, WOS, CINAHL, etc.
   b. Descriptores, palabras clave, estrategias de búsqueda.
   c. Criterios de inclusión y exclusión (tipo de investigación —pirámide de Alper y Haines [13]—, idioma, etc.).
   d. Resultados de las búsquedas. Diagrama PRISMA (la estrategia de búsqueda debe estar expresamente indicada en el texto o en el diagrama PRISMA para que cualquier otro investigador pueda reproducir la búsqueda).
   e. Tabla-resumen de los artículos finales seleccionados.
5. Evidencia GRADE: alta, moderada, baja, muy baja.
6. Recomendaciones GRADE: fuerte o débil (a favor o en contra).

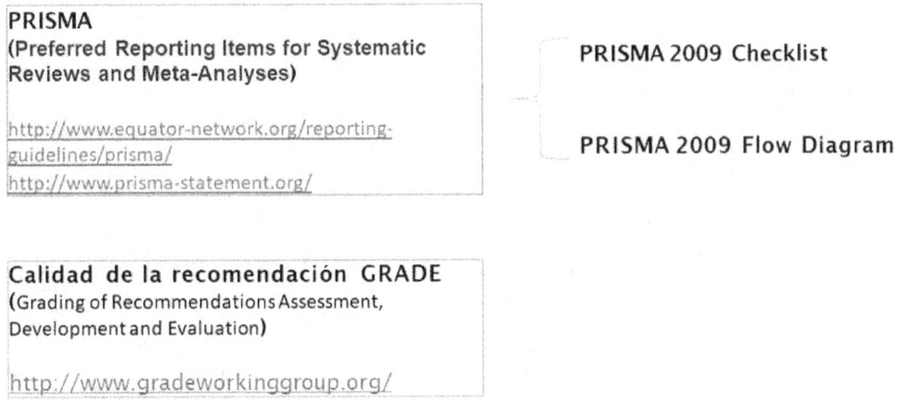

PRISMA
(Preferred Reporting Items for Systematic Reviews and Meta-Analyses)

http://www.equator-network.org/reporting-guidelines/prisma/
http://www.prisma-statement.org/

PRISMA 2009 Checklist

PRISMA 2009 Flow Diagram

Calidad de la recomendación GRADE
(Grading of Recommendations Assessment, Development and Evaluation)

http://www.gradeworkinggroup.org/

Figura 1. Herramientas recomendadas para la elaboración de trabajos de revisión.

ESTRUCTURA DEL ARTÍCULO DE EVIDENCIA Y RECOMENDACIÓN

La estructura propuesta para este modelo de artículo puede consultarse en las directrices para los autores de *Revista ORL*:
1. Título en forma de pregunta.
2. Resumen y palabras clave.
3. *Summary* y *keywords*.
4. Situación del tema.
5. Pregunta clínica (PICO).
6. Revisión bibliográfica: al menos en dos bases de datos (PuBMED, Cochrane) indicando expresamente las palabras clave y estrategias de búsqueda, los criterios de inclusión y exclusión y los resultados de la búsqueda resumidos en el diagrama PRISMA y en una tabla con los artículos incluidos (autor y año, características del estudio, resultados, comentarios).
7. Nivel de evidencia (GRADE).
8. Recomendaciones (GRADE).
9. Bibliografía.

JERARQUIZACIÓN DE LA EVIDENCIA [8, 14]

La gran proliferación de sistemas de valoración de la evidencia ha generado confusión [15]. Frente a ella se desarrolló el sistema GRADE [15] con los objetivos de superar las limitaciones de sistemas previos, mejorar la transparencia y sistemática, crear un sistema que sea aplicable ampliamente y mejorar la comunicación entre elaboradores y usuarios de guías de práctica clínica.

Una de las principales mejoras de GRADE es la jerarquización de la importancia clínica de las posibles medidas de resultado con las que se evalúa la eficacia de las intervenciones evaluadas en críticas, importantes o no importantes. La evidencia se jerarquiza para cada medida de resultado, en vez de por estudios, evaluando la calidad de todos los estudios que han evaluado dicha medida y asignando en función de ello un nivel de evidencia. Si existe discordancia en el nivel de evidencia entre medidas de resultado, se priorizará el nivel establecido para las medidas clínicamente más importantes. Otra de las peculiaridades de GRADE es que el grado de recomendación no depende directamente de la calidad de la evidencia, sino que antes de establecerlo se tiene en cuenta la relación riesgo-beneficio, la aceptación por los pacientes y los costes.

La aplicación GRADEpro es un recurso que facilita la recogida y análisis de los resultados de la revisión bibliográfica; el lector puede profundizar en la herramienta consultando su manual [16] traducido recientemente al español [14].

En la evaluación de la evidencia se señalan tres fases [14]:

Fase I: Clarificación del problema:
1. Plantear la pregunta clínica (PICO).
2. Elegir los términos (MEsH, DeCS, palabras clave).
3. Elegir las fuentes (primarias —revistas—, secundarias —buscadores: Medline/PubMED, EMBASE, WOS, CINAHL, etc.—, terciarias —Cochrane—) [13].
4. Elegir la estrategia (depurar). La selección de artículos se irá realizando con los criterios de selección elegidos y se indicará en el diagrama PRISMA [11,12].
5. Analizar los resultados. Este análisis puede ser cualitativo o cuantitativo (metanálisis).

Fase II: Valoración de la evidencia:
1. Evaluando la calidad de la evidencia y la magnitud del efecto para cada una de las variables de resultado que hemos considerado importantes.
2. Evaluando la calidad global de la evidencia para el conjunto de las variables de resultado que hemos considerado críticas para la toma de decisiones.

En el contexto de una revisión sistemática se evaluará el grado de confianza en que la estimación del efecto es correcta.

En el contexto de una recomendación clínica se evaluará el grado de confianza en que la estimación del efecto es adecuada para apoyar la recomendación.

Los grados de calidad de la evidencia GRADE son [14]:
1. Alta: Hay una confianza alta en que el verdadero efecto está cercano del estimativo del efecto.
2. Moderada: Hay una confianza moderada en el estimativo del efecto: el verdadero efecto es probable que este cercano al estimativo del efecto, pero hay una posibilidad que sea sustancialmente diferente.
3. Baja: La confianza en el estimativo del efecto es limitada: el verdadero efecto puede ser sustancialmente diferente del estimativo del efecto.
4. Muy baja: Se tiene muy baja confianza en el estimativo del efecto: el verdadero efecto es probable que sea sustancialmente diferente al estimativo del efecto.

Los ensayos clínicos controlados aleatorizados (ECA) parten de un grado de calidad alta, los ensayos cuasiexperimentales de un grado moderado, los estudios observacionales de un grado bajo y los casos clínicos u opiniones de experto de un grado muy bajo.

La calidad de la evidencia puede disminuir o aumentar:
1. Factores que pueden disminuir la calidad de la evidencia:
    1.1. Limitaciones en el diseño o ejecución del estudio (riesgo de sesgo —ocultación de la secuencia de aleatorización; enmascaramiento del personal sanitario, pacientes y evaluadores de los resultados principales; seguimiento completo (pérdidas); estudios finalizados antes de lo previsto inicialmente; análisis por intención de tratar—).
    1.2. Inconsistencia en los resultados. Resultados inconsistentes.
    1.3. Evidencia indirecta/Ausencia de evidencia directa (diferencias en la población; diferencias en contexto /entorno; diferencias en la intervención (ej. dosis); resultados intermedios; no se compara con la mejor alternativa).
    1.4. Imprecisión (tamaño muestral; número de eventos; intervalos de confianza amplios; incertidumbre sobre la verdadera magnitud del efecto).
    1.5. Sesgo de publicación (publicación selectiva; número de estudios pequeño; financiación por la industria).
2. Factores que pueden aumentar la calidad de la evidencia:
    2.1. Gran magnitud del efecto. Efecto de gran tamaño.
    2.2. Todos los posibles factores de confusión podrían reducir el efecto demostrado o incrementar el efecto, si el

efecto no es observado (los resultados se han ajustado por variables de confusión).
2.3. Gradiente dosis-respuesta (a mayor exposición mayor efecto).

Fase III: Formulación y graduación de la fuerza de la recomendación:
La fuerza de la recomendación refleja el grado de confianza sobre los efectos de la intervención —deseables o indeseables— y su relación con los beneficios, riesgos, inconvenientes o costes (efectos deseables —más beneficios y/o menos riesgos y/o menos inconvenientes y/o menos costes— e indeseables —menos beneficios y/o más riesgos y/o más inconvenientes y/o más costes—).
Así, la fuerza de recomendación es fuerte a favor (los investigadores tienen un alto grado de confianza en que los efectos deseables de la intervención superan a los no deseables o bien no tienen un alto grado de confianza en que los efectos deseables de la intervención superan a los no deseables, pero están convencidos de que merece la pena aplicarla porque el riesgo basal de un evento grave es alto).
La fuerza de recomendación es fuerte en contra si los investigadores tienen un alto grado de confianza en que los efectos deseables de la intervención no superan a los no deseables.
La fuerza de recomendación es débil cuando los autores establecen que probablemente los efectos deseables de la intervención superan a los no deseables (recomendación débil a favor), o viceversa (recomendación débil en contra), pero están menos seguros.

La orientación sobre la recomendación puede ir dirigida a profesionales sanitarios clínicos, gestores o a pacientes [17]. Recomendación fuerte a favor (hacer), débil a favor (sugiere hacer), débil en contra (sugiere no hacer) o fuerte en contra (no hacer).

APLICACIÓN PRÁCTICA
El Dr. Ochoa desarrolló un caso práctico sobre «Autoinsuflación con balón para otitis serosa (Otovent)» con la revisión de todo el proceso de revisión, selección de la bibliografía y análisis con el método GRADE utilizando las herramientas GRADEpro y Review Manager 5 (Cochrane).

BIBLIOGRAFÍA

1. Merlo Vega JA, Ferreras Fernández T. Colaboración Bibliotecas de la USAL y Sociedad Otorrinolaringológica de Castilla y León, Cantabria y La Rioja. Rev ORL [Internet]. 2016;7(1):65-6. Disponible en: http://dx.doi.org/10.14201/orl201671.13875.

2. Pardal Refoyo JL, Ochoa Sangrador C. De la investigación a la publicación. El proceso editorial. Rev Soc Otorrinolaringol Castilla Leon Cantab La Rioja [Internet]. 2013;4(9):52-75. Disponible en: http://gredos.usal.es/jspui/handle/10366/124504.

3. Ferreras Fernández T. Repositorios de acceso abierto: un nuevo modelo de comunicación científica. Rev Soc Otorrinolaringol Castilla Leon Cantab La Rioja [Internet]. 2015;6(Supl.4):S33-65. Disponible en: http://hdl.handle.net/10366/126908.

4. Palomar-Rodríguez LM. Metodología en Otorrinolaringología. Lectura crítica de la literatura: importancia y aplicabilidad. Rev ORL [Internet]. En prensa. Disponible en: http://dx.doi.org/10.14201/orl.16734.

5. Ferreras Fernández T, Merlo Vega JA. Repositorios de acceso abierto: un nuevo modelo de comunicación científica. La Revista de la Sociedad ORL CLCR en el repositorio Gredos. Rev Soc Otorrinolaringol Castilla Leon Cantab La Rioja [Internet]. 2015;6(12):94-113. Disponible en: http://hdl.handle.net/10366/125467.

6. Muñoz Martín B. Incrementa el impacto de tus artículos y blogs: de la invisibilidad a la visibilidad. Rev Soc Otorrinolaringol Castilla Leon Cantab La Rioja [Internet]. 2015;6(Supl. 4):S6-32. Disponible en: http://hdl.handle.net/10366/126907.

7. Ochoa-Sangrador C. Evidencia y recomendación. Rev ORL [Internet]. 2016;7(2):67-71. Disponible en: http://dx.doi.org/10.14201/orl201672.14019.

8. Ochoa-Sangrador C. Evidencia y recomendación: cómo seleccionar y jerarquizar la evidencia (GRADE) [Internet]. 2017. Disponible en: http://revistas.usal.es/index.php/2444-7986/article/view/orl.17082/17662.

9. Pardal-Refoyo JL. ¿Cómo pensar y publicar un artículo de revisión?: la estructura de los artículos de evidencia y recomendación [Internet]. 2017. Disponible en: http://revistas.usal.es/index.php/2444-7986/article/view/orl.17082/17661.

10. Martín-Rodero H. Taller de búsquedas bibliográficas. Taller de gestores de referencias bibliográficas [Internet]. 2016. Disponible en: http://revistas.usal.es/index.php/2444-7986/article/view/orl.17082/17663 y http://revistas.usal.es/index.php/2444-7986/article/view/orl.17082/17664.

11. Moher D, Liberati A, Tetzlaff J, Altman DG, PRISMA Group. Preferred reporting items for systematic reviews and meta-analyses: the PRISMA statement. PLoS Med [Internet]. 21 de julio de 2009 [citado 10 de octubre de 2017];6(7):e1000097. Disponible en: http://dx.plos.org/10.1371/journal.pmed.1000097.

12. Urrútia G, Bonfill X. Declaración PRISMA: una propuesta para mejorar la publicación de revisiones sistemáticas y metaanálisis. Med Clin (Barc). 2010;135(11):507-11.

13. Alper BS, Haynes RB. EBHC pyramid 5.0 for accessing preappraised evidence and guidance. Evid Based Med [Internet]. agosto de 2016 [citado 6 de octubre de 2017];21(4):123-5. Disponible en: http://www.ncbi.nlm.nih.gov/pubmed/27325531.

14. Schünemann H, Brożek J, Guyatt G OA. MANUAL GRADE. Grading of Recommendations, Assessment, Development and Evaluation. Versión en Español 2017 [Orrego, PA Rojas, MX (Trans.)]. 2013; Disponible en: http://gdt.guidelinedevelopment.org/app/handbook/translations/es/handbook.html.

15. West S, King V, Carey TS, Lohr KN, McKoy N, Sutton SF, et al. Systems to rate the strength of scientific evidence. Evid Rep Technol Assess (Summ) [Internet]. marzo de 2002 [citado 6 de octubre de 2017];(47):1-11. Disponible en: http://www.ncbi.nlm.nih.gov/pubmed/11979732.

16. Schünemann H, Brożek J, Guyatt G, Oxman A. GRADE Handbook. Introduction to GRADE Handbook. Handbook for grading the quality of evidence and the strength of recommendations using the GRADE approach. 2013.

17. Alonso Coello P, Rotaeche del Campo R, Rigau D, Etxeberria Agirre A, Martínez L. La evaluación de la calidad de la evidencia y la graduación de la fuerza de las recomendaciones: el sistema GRADE [Internet]. 2016. Disponible en: http://www.fisterra.com/guias-clinicas/la-evaluacion-calidad-evidencia-graduacion-fuerza-recomendaciones-sistema-grade/.

ENLACES RELACIONADOS

- Archivos y documentos complementarios de las jornadas JAsPE 2016 y 2017:
  - Evidencia y recomendación: http://revistas.usal.es/index.php/2444-7986/article/view/orl.17082/17661.
  - GRADE: http://revistas.usal.es/index.php/2444-7986/article/view/orl.17082/17662.
  - Búsquedas bibliográficas: http://revistas.usal.es/index.php/2444-7986/article/view/orl.17082/17663.
  - Mendeley: http://revistas.usal.es/index.php/2444-7986/article/view/orl.17082/17664.
- DeCS. http://decs.bvs.br
- Directrices para autores de *Revista ORL*: http://revistas.usal.es/index.php/2444-7986/about/submissions#authorGuidelines.
- EQUATOR. http://www.equator-network.org.
- GRADE (Grading of Recommendations Assessment, Development and Evaluation). http://www.gradeworkinggroup.org/.
- GRADE. Guía. http://gdt.guidelinedevelopment.org/app/help/user_guide/index.html.
- GRADE. Recursos. https://gradepro.org/guidelines-development#develop-publics.
- GRADEpro. https://gradepro.org/.
- JAsPE. https://www.sociedadorl.com/jaspe-formacion.

- MeSH.
  https://www.ncbi.nlm.nih.gov/mesh/.
- PRISMA (Preferred Reporting Items for Systematic Reviews and Meta-Analyses). http://www.equator-network.org/reporting-guidelines/prisma/.
- PRISMA (Preferred Reporting Items for Systematic Reviews and Meta-Analyses). http://www.prisma-statement.org/.
- Review Manager 5 (RevMan5). http://community.cochrane.org/tools/review-production-tools/revman-5.

eISSN 2444-7986
DOI: https://doi.org/10.14201/orl.16052

Artículo original

ENFERMEDAD GANGLIONAR RESIDUAL TRAS QUIMIORRADIOTERAPIA CON INTENCIÓN RADICAL EN PACIENTES CON TUMORES DE FARINGOLARINGE

Persistent nodal disease after chemo-radiotherapy with radical intention in patients with pharyngolaryngeal neoplasms

Blanca P. GALINDO-TORRES; Mahfoud EL UALI-ABEIDA; María LLANO-ESPINOSA; Emilio VIVES-RICOMÀ; Laura REBOLLEDO-BERNAD; Félix DE MIGUEL-GARCÍA; Rafael FERNÁNDEZ-LIESA

Servicio de Otorrinolaringología. Hospital Universitario Miguel Servet. Zaragoza. España.

Correspondencia: togablan@gmail.com

Fecha de recepción: 21 de abril de 2017
Fecha de aceptación: 9 de junio de 2017
Fecha de publicación: 17 de junio de 2017
Fecha de publicación del fascículo: 1 de diciembre de 2017

Conflicto de intereses: Los autores declaran no tener conflictos de intereses
Imágenes: Los autores declaran haber obtenido las imágenes con el permiso de los pacientes
Política de derechos y autoarchivo: se permite el autoarchivo de la versión post-print (SHERPA/RoMEO)
Licencia CC BY-NC-ND. Licencia Creative Commons Atribución-NoComercial-SinDerivar 4.0 Internacional
Universidad de Salamanca. Su comercialización está sujeta al permiso del editor

RESUMEN	Introducción y objetivo: La afectación ganglionar cervical es el principal factor pronóstico en el carcinoma epidermoide de cabeza y cuello. La cirugía de rescate se considera la intervención más curativa para la enfermedad residual o recurrente tras el tratamiento con quimiorradioterapia. Los objetivos del estudio fueron describir los datos epidemiológicos de los pacientes, valorar la utilidad de las pruebas de imagen, analizar la supervivencia y realizar una revisión de la bibliografía actual. Método: Se realizó un estudio retrospectivo en el que se incluyeron pacientes intervenidos de cirugía ganglionar cervical entre enero de 2010 y diciembre de 2015, con sospecha radiológica de enfermedad ganglionar persistente, tras haber recibido tratamiento quimio-radioterápico con intención radical por presentar un carcinoma de faringe o laringe. Resultados: Se incluyeron 30 pacientes. La localización tumoral más común fue la supraglotis (13). El resultado histológico más frecuente fue de carcinoma epidermoide pobremente y moderadamente diferenciado (10 casos en cada uno). El 60% de los pacientes presentaban un estadio IVa. El valor predictivo positivo (VPP) de la TAC fue de 55,26%. El 87,5% de las histologías que confirmaron la sospecha diagnóstica radiológica en una primera cirugía ocurrieron en los pacientes a los que se les había realizado una TAC de forma precoz. La supervivencia global fue del 53,33%, terminando el 40% de los pacientes libres de enfermedad al final del periodo. Conclusiones: El bajo VPP de la TAC hace replantear su utilidad como método para valorar respuesta ganglionar a la quimiorradioterapia. Parece razonable plantear la realización de vaciamientos ganglionares selectivos en pacientes seleccionados.
PALABRAS CLAVE	carcinoma epidermoide; cabeza y cuello; quimiorradioterapia; adenopatías; cirugía de rescate

SUMMARY

Introduction and objective: Cervical nodal involvement is the main prognostic factor in squamous cell carcinoma of the head and neck. Salvage surgery is considered the most curative intervention for residual or recurrent disease after treatment with chemo-radiotherapy. The objectives of the study were to describe the epidemiological data of the patients, to evaluate the usefulness of the imaging tests, to analyze the survival, and to make a review of the current bibliography. Method: A retrospective study was carried out, including patients undergoing cervical lymph node surgery between January 2010 and December 2015, after radiological suspicion of persistent regional disease was found. All the patients had previously received chemo-radiotherapy treatment with radical intention due to a carcinoma of pharynx or larynx. Results: Thirty patients were included. The most common tumoral site was supraglottis (13). The most frequent histological result was poorly and moderately differentiated epidermoid carcinoma (10 cases in each). Sixty percent of the patients had stage IVa. The positive predictive value (PPV) of the CT scan was 55.26%. Eighty-seven point five percent of the histologies confirming radiological diagnostic suspicion in a first surgery occurred in patients who had an early CT scan. Overall survival was 53.33%; forty percent of the patients were free of disease at the end of the period. Conclusions: The low PPV of the CT scan makes its usefulness questionable as a method to assess nodal response to chemo-radiotherapy. It seems reasonable to propose selective lymph node surgery in selected patients.

KEYWORDS

squamous cell carcinoma; head and neck; chemo-radiotherapy; lymph nodes; salvage surgery

INTRODUCCIÓN

El carcinoma epidermoide de cabeza y cuello ocupa aproximadamente el 10% de los cánceres a nivel mundial, siendo diagnosticados más de medio millón de casos cada año [1].

La afectación ganglionar cervical metastásica constituye el principal factor pronóstico en estos pacientes; de ahí surge la necesidad de su control durante el tratamiento quimio-radioterápico y el seguimiento posterior [2-5].

La cirugía de rescate se considera la intervención más curativa para la enfermedad residual o recurrente tras la quimiorradioterapia [6,7]; sin embargo, la selección de los pacientes candidatos es a menudo difícil. Además, las indicaciones y los beneficios en cuanto a la supervivencia son todavía anecdóticos por la limitada evidencia.

Parece haber consenso en aquellos pacientes con enfermedad ganglionar inicial N1. Aquellos que tras el tratamiento con quimiorradioterapia presentan una respuesta completa, no requerirían cirugía cervical de rescate, mientras que en aquellos en los que hubiera una respuesta incompleta regional, sí que sería necesaria [8-10].

En cambio, la controversia aparece en pacientes con un estadio por encima de N1, ya que algunos autores han descrito una probabilidad de 3 a 7 veces mayor de enfermedad metastásica en pacientes N2 o mayor [11], así como un riesgo aumentado de recaída en pacientes N3 [12].

Evaluar la presencia de adenopatías residuales en pacientes tratados con quimiorradioterapia, tanto en la región patológica como en el tejido normal circundante, resulta en ocasiones extremadamente difícil por los cambios ocasionados por la inflamación. Para facilitar el diagnóstico, tenemos a nuestra disposición distintas pruebas de imagen como la tomografía axial computarizada (TAC), la resonancia nuclear magnética (RNM), la ultrasonografía (US), la tomografía por emisión de positrones con tomografía computarizada (PET-TAC) y la punción aspiración por aguja fina (PAAF). La prueba de imagen que utilizamos en nuestro servicio, por decisión en nuestro comité de tumores de cabeza y cuello es la TAC. Según Ojiri [13], los factores que podrían predecir el resultado patológico con esta técnica de imagen incluirían la baja densidad intranodal, la calcificación intranodal, la diseminación extracapsular y el tamaño de las adenopatías.

Los objetivos del estudio fueron: estudiar las características epidemiológicas de los pacientes a los que se les intervino de cirugía ganglionar cervical de rescate tras recibir tratamiento con quimiorradioterapia con intención curativa, analizar la utilidad de las pruebas de imagen realizadas, obtener los datos de supervivencia y realizar una revisión de la bibliografía actual.

MATERIAL Y MÉTODO

Se realizó un estudio observacional retrospectivo en el que se incluyeron los pacientes diagnosticados de carcinoma de faringe o laringe que habían recibido tratamiento con quimiorradioterapia con intención radical, a los que se les intervino de cirugía ganglionar cervical de rescate en nuestro Servicio en el periodo transcurrido entre enero de 2010 al 31 de diciembre de 2015 por sospecha de adenopatía residual. La sospecha de la presencia de una adenopatía residual se objetivó en todos los casos mediante una TAC cervical. Se excluyeron los pacientes con metástasis cervicales de origen desconocido y pacientes que recibieron tratamiento quimio-radioterápico con intención radical con estadio inicial de N0 y que posteriormente se les realizó cirugía ganglionar de rescate, por ser la adenopatía de nueva aparición. Se utilizó el programa estadístico SPSS para el análisis de los datos.

RESULTADOS

Se incluyeron un total de 30 pacientes, de los cuales un 93,33% (28) eran hombres y el 6,67% (2) restante mujeres. La media de edad en la fecha de la intervención fue de 61,60 años (SD= 8,373), con una edad mínima de 48 años y una máxima de 80 años. Se realizaron 38 intervenciones, ya que 8 de los pacientes precisaron 2 cirugías de rescate tras el tratamiento con quimiorradioterapia. De estos 8 pacientes reintervenidos, la segunda cirugía fue ipsilateral en 3 casos y contralateral en los otros 5.

La localización inicial predominante fue a nivel de supraglotis (13 casos), seguida de orofaringe (7), hipofaringe (5), nasofaringe (4) y glotis (1). El resultado histológico más frecuente fue de carcinoma epidermoide pobremente y moderadamente diferenciado (10 casos en cada uno), seguido del carcinoma indiferenciado (4), epidermoide bien diferenciado (1) y epidermoide no queratinizante (1). Hubo 4 casos en los que no se especificó el tipo de variante histológica.

Utilizando la clasificación TNM de la *American Joint Committee on Cancer* del año 2012 [14] como método de estadificación del tumor y sus metástasis, previamente al tratamiento, encontramos que el 56,6% (17) eran tumores avanzados (T3 o mayor), el 80% eran N2 y 10% N3, siendo el estadio más frecuente el IVa con el 60% (18) de los casos.

De los 30 pacientes que se intervinieron inicialmente por la sospecha de una persistencia de enfermedad ganglionar en la TAC tras finalizar su tratamiento con quimiorradioterapia, la anatomía patológica fue positiva sólo en 16 de ellos. De los 8 pacientes que precisaron una segunda cirugía, el resultado histológico fue positivo sólo en 5 de ellos (coincidiendo en todos ellos el resultado de positividad o negatividad con la primera cirugía). Es decir, de las 38 intervenciones realizadas, sólo se confirmó la sospecha de persistencia de enfermedad regional en 21, obteniendo así un valor predictivo positivo del 55,26%.

Analizando el tiempo transcurrido desde el fin de la quimiorradioterapia hasta la aparición de una adenopatía sospechosa de malignidad en la TAC, observamos que la media fue de 438 días (14 meses), siendo este tiempo muy variable, desde 27 días hasta 5371 (14 años). Si dividimos el tiempo en 2 periodos, uno de menos de 12 semanas, y otro mayor de 12 semanas, encontramos que el 87,5% (14 de 16) de las histologías que confirmaron la sospecha diagnóstica en una primera cirugía ocurrieron en los pacientes a los que se les había realizado una TAC de forma precoz. Asimismo, de los 14 casos en los que la anatomía patológica descartó la presencia de enfermedad residual, el 57,14% (8 de 14) se dieron en estas primeras 12 semanas.

Únicamente se realizó una punción aspiración con aguja fina (PAAF) a uno de los 30 pacientes, tras la sospecha en la TAC, resultando positiva. La cirugía ganglionar cervical de rescate confirmó la presencia de 2 ganglios con enfermedad metastásica persistente.

Por otro lado, sólo se llevó a cabo un PET-TAC en 4 ocasiones, de las cuales, en 2 se confirmaba la sospecha de la TAC, y en los otros 2 no parecía patológico. La cirugía ganglionar cervical de rescate reveló un verdadero positivo, un falso positivo, un verdadero negativo y un falso negativo, si bien es cierto que el número reducido de exploraciones no permite extraer conclusiones sobre su utilidad diagnóstica.

La supervivencia global a los 5 años (Figura 1) fue del 53,33%, ya que se produjeron 14 fallecimientos. La supervivencia específica fue del 60% puesto que dos de los pacientes fallecieron por motivos ajenos a la enfermedad. La supervivencia media fue de 43,33 meses. De los 16 pacientes que finalizaron vivos el periodo de observación, el 13,3% (4) tenían enfermedad, mientras que el 40% (12) permanecieron vivos y libres de enfermedad.

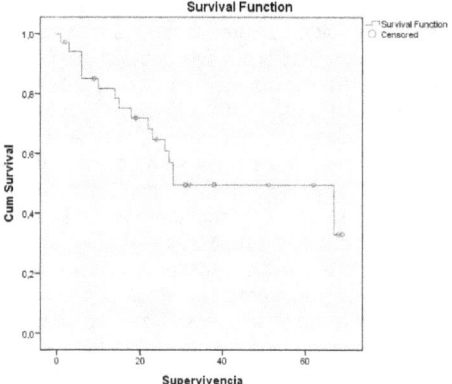

Figura 1. Supervivencia global a 5 años.

DISCUSIÓN

El éxito del tratamiento de la enfermedad ganglionar metastásica es un factor pronóstico para el control de los carcinomas epidermoides de cabeza y cuello en estadios avanzados [2]. A pesar de los progresos en su tratamiento, un número no desdeñable de pacientes presentan recidivas locorregionales o sistémicas en los 3 primeros años tras el tratamiento [3, 4]; cuando esto ocurre, la supervivencia global media es menor a un año [5].

El principal argumento para realizar una disección ganglionar cervical programada es mejorar el control regional [15], pero esto requiere un sistema de evaluación altamente eficaz que permita detectar las recurrencias o persistencias tumorales de forma precoz, con alta sensibilidad y especificidad, para evitar las complicaciones o secuelas postoperatorias que pudieran producirse en los pacientes que no precisaran la cirugía.

Los defensores de evitar la disección ganglionar cervical programada señalan que varias series han demostrado que la tasa de recurrencia ganglionar aislada es muy baja (entre un 0 y un 8%) [8, 16-19], realizándola solo en los casos de una respuesta ganglionar incompleta tras el tratamiento con quimiorradioterapia. Además, la cirugía en pacientes con respuesta completa no se ha asociado con beneficios en la supervivencia [20, 21].

Al revisar la bibliografía, no encontramos trabajos con los mismos criterios de inclusión que nuestro estudio, ya que otros autores realizaban el análisis en función del N o del estadio, y no de los pacientes intervenidos por sospecha radiológica de persistencia de enfermedad ganglionar como fue nuestro caso. En el caso de Nayak [11], se incluían los pacientes con enfermedad ganglionar N2 y sólo se intervenía al paciente en el caso de que hubiera una sospecha en el PET-TAC. En el caso de Karakaya [15], se incluían pacientes con tumores N3, y sólo se realizaba la cirugía de rescate en el caso de respuesta incompleta ganglionar según la TAC, la RNM o el PET-TAC. Nishimura [2] incluyó a pacientes N2, y la cirugía sólo se realizaba a los pacientes con una PAAF positiva tras la aparición de una sospecha con US o PET-TAC. Por último, Kim [22] incluyó pacientes en estadios III y IVa, y decidía realizar la cirugía según distintos criterios radiológicos y resultado de una biopsia.

La aparición de este tipo de tumores en nuestro estudio aparece principalmente en varones, dato que coincide en todos los trabajos revisados [2, 15, 22]. La localización del tumor más frecuente en nuestro caso fue en supraglotis (43,4%), mientras que en otros trabajos predomina la localización en orofaringe o hipofaringe [2, 15, 22], o incluso base de lengua [11]. El resultado histológico predominante fue el de carcinoma escamoso moderada o pobremente diferenciado (33,33% de cada uno), similar a los otros estudios [2, 15, 22].

Analizando la utilidad de las distintas pruebas de imagen (TAC, RNM, US, PET-TAC y PAAF) descrita en la bibliografía revisada, encontramos que todas ellas tenían una especificidad por encima del 70% y un valor predictivo negativo por encima del 90%, lo que permite confirmar con cierta seguridad los pacientes sanos [2, 11, 22]. El problema surge en que la sensibilidad y el valor predictivo positivo se ve muy reducido, pudiendo así incrementar el número de falsos positivos radiológicos y por tanto el número de cirugías innecesarias. La sensibilidad de la TAC/RMN, US, PET-TAC y PAAF varía entre un 44,4% [22] a 66,7% [2], 89,7% [2], 51,7% [2] – a 90% [22] y 68,2% [2] respectivamente según los estudios. El valor predictivo positivo de la TAC en nuestro estudio fue de 55,26%, frente al 27,6% [2] a 36,4% [22] de la TAC/RM, 33,3% [2] de la US, 45% [22] a 78.9% [2] del PET-TAC y 83,3% [2] de la PAAF de los otros trabajos. Este bajo valor predictivo positivo de las distintas pruebas de imagen puede hacer que pacientes sin enfermedad ganglionar residual se sometan a cirugías, en hasta el 45% de los pacientes en nuestro caso, enfrentándose a posibles complicaciones o secuelas postoperatorias sin mejorar su supervivencia. Por este motivo parece razonable la realización de vaciamientos ganglionares selectivos de las áreas con alta sospecha de persistencia de enfermedad residual.

En relación a la supervivencia, observamos que a pesar de que los pacientes incluidos en nuestro estudio tenían en principio peor pronóstico que los de los demás trabajos, por ser la sospecha de enfermedad ganglionar residual el criterio de inclusión presentaba unos datos similares a los de los otros autores (53,33% frente al 51,4% a los 3 años descrita por Karakaya [15]). En este sentido, llama la atención que, aunque el SUV del PET-TAC no fue un criterio definitivo para intervenir a los pacientes del estudio de Kim [22], al finalizar el periodo de observación, detectaron una mejor supervivencia a los 3 años en pacientes que presentaban un SUV<4,4 (87,7%) respecto a aquellos con SUV >4,4 (56,9%).

En cuanto a las utilidades de las distintas pruebas de imagen, Nayak [11] concluía que el PET-TAC tenía un alto valor predictivo negativo, lo que permitía seguir una actitud expectante si el resultado era negativo. Karakaya [15] por su parte, determinaba que la cirugía sólo debía realizarse en los casos de respuesta incompleta, ya que la tasa de recurrencia ganglionar aislada era muy baja en estos casos, y además estos pacientes no obtenían un beneficio en la supervivencia si eran intervenidos. Nishimura [2] describía una difícil valoración de la enfermedad locorregional tras el tratamiento con quimiorradioterapia mediante la TAC y la RNM, sugiriendo la posibilidad de realizar US o el PET-TAC pasadas 8 semanas tras el tratamiento, o la PAAF en el caso de discrepancia clínico-radiológica cuando se sospeche una respuesta incompleta. Por último, Kim [22] afirmaba que el PET-TAC obtenía unos mejores resultados para la detección de la recurrencia, realizándose pasadas de 10 a 12 semanas tras el fin del tratamiento, y que la cirugía permitía un dudoso control de la enfermedad a largo plazo con altas tasas de morbilidad.

CONCLUSIONES

El presente estudio confirma los excelentes resultados oncológicos a largo plazo, que el vaciamiento ganglionar cervical aporta en pacientes con enfermedad regional residual o recurrente tras un tratamiento con quimiorradioterapia. En nuestro trabajo, la supervivencia fue similar a la de otros estudios (53,33%). Sin embargo, el bajo VPP (55,26%) y el alto porcentaje de falsos positivos que proporciona la TAC nos hace replantear su utilidad como método para valorar la respuesta ganglionar a la quimiorradioterapia. Por ello, para una mejor selección de pacientes, hemos propuesto incluir en nuestro protocolo de valoración de respuesta locorregional tras quimiorradioterapia otras alternativas, aisladas o combinadas, para valorar la indicación de la cirugía ganglionar de rescate, como serían el PET-TAC, la US y/o la PAAF. Finalmente, con el objetivo de reducir al mínimo las posibles complicaciones que derivan de la disección cervical, parece razonable plantear la realización de vaciamientos ganglionares selectivos en estos pacientes.

BIBLIOGRAFÍA

1. Ferlay J, Parkin DM, Steliarova-Foucher E. Estimates of cancer incidence and mortality in Europe in 2008. Eur J Cancer. 2010;46(4):765-81.
2. Nishimura G, Yabuki K, Hata M, Komatsu M, Taguchi T, Takahasi M, et al. Imaging strategy for response evaluation to chemoradiotherapy of the nodal disease in patients with head and neck squamous cell carcinoma. Int J Clin Oncol 2005; 21(4): 658-667.
3. Lee JC, Kim JS, Lee JH, Nam SY, Choi SH, Lee SW, et al. F-18 FDG-PET as a routine surveillance tool for the detection of recurrent head and neck squamous cell carcinoma. Oral Oncol. 2007;43(7):686–92.
4. Ryan WR, Fee Jr WE, Le QT, Pinto HA. Positron-emission tomography for surveillance of head and neck cancer. Laryngoscope. 2005;115(4):645–50. doi:10.1097/01.mlg.0000161345.23128.d4.
5. Vermorken JB, Mesia R, Rivera F, Remenar E, Kawecki A, Rottey S, et al. Platinum-based chemotherapy plus cetuximab in head and neck cancer. New Engl J Medicine. 2008;359(11):1116–27.

6. Hermann RM, Christiansen H, Rödel RM. Lymph node positive head and neck carcinoma after curative radiochemotherapy: a long lasting debate on elective post-therapeutic neck dissections comes to conclusion. Cancer Radiother 2013; 17:323-331.

7. Mandapathil M, Roessler M, Werner JA, Silver CE, Rinaldo A, Ferlito A. Salvage surgery for head and neck squamous cell carcinoma. Eur Arch Oto Rhino Laryngol. 2014;271(7):1845-50.

8. Ferlito A, Corry J, Silver CE, Shaha AR, Thomas Robbins K, Rinaldo A. Planned neck dissection for patients with compLete response to chemoradiotherapy: a concept approaching obsolescence. Head Neck. 2010;32(2):253–61.

9. Brizel DM, Prosnitz RG, Hunter S, Fisher SR, Clough RL, Downey MA, et al. Necessity for adjuvant neck dissection in setting of concurrent chemoradiation for advanced head-and-neck cancer. Int J Radiat Oncol Biol Phys 2004;58(5):1418–23.

10. Robbins KT, Doweck I, Samant S, Vieira F. Effectiveness of superselective and selective neck dissection for advanced nodal metastases after chemoradiation. Arch Otolaryngol Head Neck Surg 2005;131(11):965–9.

11. Nayak JV, Walvekar RR, Andrade RS, Daamen N, Lai SY, Argiris A, et al. Deferring planned neck dissection following chemoradiation for stage IV Head and Neck Cancer: The Utility of PET-TC. Laryngoscope 2007 Dec;117(12): 2129-34.

12. Thariat J, Ang KK, Allen PK, Ahamad A, Williams MD, Myers JN, et al. Prediction of neck dissection requirement after definitive radiotherapy for head-and-neck squamous cell carcinoma. Int J Radiat Oncol Biol Phys 2012;82(3):e367–74.

13. Ojiri, Mancuso AA, Mendenhall WM, Stringer SP. Lymph nodes of patients with regional metastases from head and neck squamous cell carcinoma as a predictor of pathologic outcome: size changes at CT before and after radiation therapy. AJNR Am J Neuroradiol. 2002 Nov-Dec;23(10):1627-31.

14. American Joint Committee on Cancer. AJCC cancer staging manual, 7th ed. New York: Springer, 2012.

15. Karakaya E, Yetmen O, Colpan Oksuz D, Dyker KE, Coyle C, Sen M, et al. Outcomes following chemoradiotherapy for N3 head and neck squamous cell carcinoma without a planned neck dissection. Oral Oncol 2013 Jan;49(1):55-9.

16. Hamoir M, Ferlito A, Schmitz S, Hanin FX, Thariat J, Weynand B, et al. The role of neck dissection in the setting of chemoradiation therapy for head and neck squamous cell carcinoma with advanced neck disease. Oral Oncol 2012;48(3):203–10.

17. Forest VI, Nguyen-Tan PF, Tabet JC, Olivier MJ, Larochelle D, Fortin B, et al. Role of neck dissection following concurrent chemoradiation for advanced head and neck carcinoma. Head Neck 2006;28(12):1099–105.

18. Corry J, Peters L, Fisher R, Macann A, Jackson M, McClure B, et al. N2–N3 neck nodal control without planned neck dissection for clinical/radiologic complete responders-results of Trans Tasman Radiation Oncology Group Study 98.02. Head Neck 2008;30(6):737–42.

19. Lambrecht M, Dirix P, Van den Bogaert W, Nuyts S. Incidence of isolatedregional recurrence after definitive (chemo-)radiotherapy for head and necksquamous cell carcinoma. Radiother Oncol 2009;93(3):498–502.

20. Cannady SB, Lee WT, Scharpf J, Lorenz RR, Wood BG, Strome M, et al. Extent of neck dissection required after concurrent chemoradiation for stage IV head andneck squamous cell carcinoma. Head Neck 2010;32(3):348–56.

21. Goguen LA, Posner MR, Tishler RB, Wirth LJ, Norris CM, Annino DJ, et al.Examining the need for neck dissection in the era of chemoradiation therapy for advanced head and neck cancer. Arch Otolaryngol Head Neck Surg 2006;132(5):526–31.

22. Kim R, Ock CY, Keam B, Kim TM, Kim JH, Paeng JC, et al. Predictive and prognostic value of PET/CT imaging post-chemoradiotherapy and clinical decision-making consequences in locally advanced head and neck squamous cell carcinoma: a retrospective study. BMC Cancer 2016 Feb 17; 16: 116.

eISSN 2444-7986
DOI: https://doi.org/10.14201/orl201784.15785

Original

MULTIDIMENSIONAL ASSESSMENT OF VOICE QUALITY FOR FUTURE ELITE VOCAL PERFORMERS

Evaluación multidimensional de la calidad de voz de los futuros intérpretes vocales de élite

Muresan RODICA-ELENA; Pop ALEXANDRA-SABINA

ENT Clinic. County Clinical Emergency Hospital. Cluj-Napoca. Romania.

Correspondence: marc_alexandra@yahoo.com

Reception date: February 22, 2017
Date of Acceptance: April 19, 2017
Publication date: April 23, 2017
Date of publication of the issue: December 1, 2017

Conflict of interest: The authors declare no conflicts of interest
Images: The authors declare to have obtained the images with the permission of the patients
Rights policy and self-archive: the self-archive of the post-print version (SHERPA / RoMEO) is allowed
License CC BY-NC-ND. Creative Commons Attribution-Noncommercial-NoDerivate Works 4.0 International
University of Salamanca. Its commercialization is subject to the permission of the publisher

SUMMARY

Introduction and objective: This study correlates the Singing Voice Handicap Index (SVHI) scores with videostrobolaryngoscopy and acoustic analysis in healthy professional singers, as a measure of self-perceived vocal health, versus actual pathology diagnosed during examination by stroboscopy, or by modification at the acoustic voice evaluation. The objectives of the study were to measure the strength of self-assessment among professional singers and to determine whether there is a benefit of combining SVHI, acoustic analysis and videostrobolaryngoscopy for the routine assessment of singers who have no obvious singing voice problem. Method: Prospective cross-sectional study. The voice quality of 40 students of the Music Academy, Cluj-Napoca, was assessed by means of a multidimensional test battery containing a singing voice handicap index (SVHI), as well as SVHI-10, videolaryngostroboscopy, maximum phonation time on vowel /a/, S/Z ratio, Jitter, Shimmer and NHR (Harmonic Noise Ratio, at lowest, highest and conversational frequency). Additionally, in a questionnaire on daily habits has been recorded for the participants, covering the prevalence of smoking, eating habits, and vocal abuse. The correlation between SVHI scores, acoustic analysis and pathologic findings seen on videostrobolaryngoscopy was analyzed using linear regression and serial t tests to draw the conclusions of this study. Results: Both SVHI and SVHI-10 scores showed, as previously expected, normal values for healthy singers (SVHI-10 being the singers preferred metric). However, although all participants self-identified as healthy, laryngeal abnormalities were relatively common. Acoustic analysis of students voices identified relative instability of pitches, problems with F0 variation, TMF (Maximum Phonation Time) and S/Z ratio. No Significant correlation (P = 0.9501) between SVHI scores, acoustic analysis and videostrobolaryngoscopy findings were shown by the linear regression analysis. Conclusions: Multidimensional assessment of voice quality for the routine evaluation of singers without obvious singing voice problems is an important tool for the early detection of voice problems, despite appearances of a healthy voice. A trained singer has the possibility to compensate minor laryngeal modifications using singing techniques and, thus, is at risk of overlooking or ignoring an existing pathology. In conclusion, acoustic evaluation of the performers' voices through the methods outlined above could assist in early detection and treatment of vocal pathology.

KEYWORDS: professional voice; acoustic analyses; SVHI; voice

RESUMEN: Introducción y objetivo: Este estudio correlaciona el índice de deficiencia de voz de canto (SVHI) con videolaringoestroboscopia y análisis acústico en cantantes profesionales sanos, como una medida de la salud vocal subjetiva, contra la patología actual diagnosticada durante el examen por estroboscopia, o por la modificación en la evaluación acústica de la voz. Los objetivos del estudio eran medir la fuerza de autovaloración entre cantantes profesionales y determinar si hay una ventaja de combinar SVHI, el análisis acústico y videolaringoestroboscopia para la evaluación rutinaria de cantantes que no tienen ningún problema de voz de canto evidente. Método: Estudio prospectivo. La calidad de voz de 40 estudiantes de la Academia de Música Cluj-Napoca, fue evaluada mediante una batería multidimensional de pruebas que contiene un índice de deficiencia de voz de canto (SVHI), así como SVHI-10, videolaringoestroboscopia, tiempo de fonación máximo en vocal /a/, proporción de S/Z, Jitter, Shimmer y NHR (Harmonic Noise Ratio, en la frecuencia más baja, más alta y conversacional). Además, los participantes anotaron en un custionario sus hábitos diarios, como hábito tabáquico, hábitos de comida y abuso vocal. La correlación entre os datos de SVHI, análisis acústico y halllazgos patológicos en videolaringoestroboscopia fue analizada usando la regresión lineal y t-test. Resultados: Tanto el SVHI como los datos de SVHI-10 mostraron valores de referencia para cantantes sanos (SVHI-10 fue la evaluación preferida). Sin embargo, aunque todos los participantes se identificaron como sanos, las anomalías laríngeas fueron relativamente comunes. El análisis acústico de las voces de los estudiantes identificó inestabilidad relativa de entonación, problemas con la variación F0, el TMF (Tiempo de Fonación Máximo) y la proporción S/Z. No se halló correlación significativa en el análisis de regresión lineal entre las medidas de SVHI, análisis acústico y los hallazgos de la videolaringoestroboscopia (p= 0,9501). Conclusiones: la evaluación multidimensional de la calidad de voz para la evaluación rutinaria de cantantes sin problemas de voz de canto obvios es un instrumento importante para el descubrimiento temprano de problemas de voz, a pesar de tener una voz aparentemente sana. Un cantante entrenado tiene la posibilidad de compensar una patología laríngea menor mediante técnicas de canto con el peligro de pasar por alto o no detectar una patología existente. Para concluir, la evaluación acústica de la voz puede descubrir patología de voz precozmente y permitir el tratamiento de la patología vocal.

PALABRAS CLAVE: voz profesional; análisis acústico; SVHI; voz

INTRODUCTION

As emphasized by Sataloff [1], professional singers, especially at the onset of their careers, have greater vocal demands and require special attention for the early detection of vocal problems. Assessing the vocal health of professional singers requires comprehensive methods of evaluation tailored to their needs. Because of these high vocal demands, singers are more vulnerable to developing vocal problems than ordinary people, whilst being faced with the ongoing need to maintain good vocal health and consistently perform in their field. For this reason, it is a challenge to find methods for the early detection of voice problems. Today, voice researchers, clinicians, and singers have identified the need for immediate voice assessments to increase awareness.

Prevention of vocal problems should be the driving goal of all specialists involved in the care of professional singers. Voice quality is an important indicator of the vocal health of a singer. Paradoxically, there are few investigations into the voice quality of professional singers [1-3].

The acoustic analysis of trained singers has advanced dramatically in recent years. Previous studies have shown correlation between Singing Voice Handicap Index (SVHI) and videostrobolaryngoscopy in healthy professional singers, whilst other studies focus on comparative acoustic analyses between trained and untrained singers [2, 3].

A systematic review, made by Roy [4], provided evidence that selected acoustic, laryngeal imaging–based, auditory–perceptual, functional, and aerodynamic measures have the potential to be used as effective components in a clinical voice evaluation, but it did not analyze professional voices.

In this study, we have proposed a multidimensional assessment of voice quality for the routine evaluation of professional singers, to detect voice problems as early as possible and apply the insights from the literature for the benefit of professional singers.

The objectives of this study are to measure the strength of self-assessment among professional singers and to evaluate the accuracy of the Singing Voice Handicap Index (SVHI) as well as the Singing Voice Handicap Index - 10 (SVHI-10) in predicting vocal health and identifying vocal problems in professional singers. This study also aims to determine whether there is a benefit of combining SVHI, acoustic analysis and videostrobolaryngoscopy for routine assessment of singers without an obvious singing voice problem, as a measure of self-perceived vocal health versus actual pathology seen on examination or modifications at the acoustic evaluation of voice.

Research in the field of these correlations would be of utmost importance in developing a more comprehensive method of evaluating vocal health in singers, and finding an accurate and useful tool to check the quality of the voice and for early detection of vocal problems.

METHOD

A prospective cross-sectional study has been applied for this objective. The voice quality of 40 students who study Classical Canto at the Music Academy, Cluj-Napoca, was assessed by means of a multidimensional test battery containing: SVHI, SVHI-10, videolaryngostroboscopy, maximum phonation time (MPT) on /a/, S/Z ratio, jitter, shimmer, harmonic to noise ratio (NH at lowest, highest and conversational frequency). All subjects are considered future elite vocal performers at different stages of their vocal training, most of them in the initial stages of their careers.

The subjects (16 males and 24 females) were between 19-24 years old (mean: 20). Because all subjects are trained musicians, it was deemed important for them to be classified as per their voice type (Table1).

Table 1. Classification according to voice types.

Subjects	Number	Mean age
Soprano	15	20
Mezzo-Soprano	7	19
Tenor	5	21
Baritone	8	20
Bass	5	22
Total	40	20.4

In a questionnaire on daily habits, the following parameters were recorded: the health history (acid reflux, allergies), prevalence of smoking and drinking, vocal abuse and singing experience which might affect vocal health. All participants had no history of chronic vocal pathology, no previous voice therapy, no history of drug or alcohol abuse, no history of smoking nor any allergies or voice problems, at the time of testing. Two subjects declared that they smoked occasionally.

The correlation between SVHI scores, acoustic analysis and pathological findings (seen on videostrobolaryngoscopy) were analyzed by using linear regression and serial t tests.

RESULTS

Voice evaluation protocol

The psychosocial impact of the voice, as perceived by the subject, was measured by means of SVHI (translated and adapted in Romanian language) and SVHI-10. The Singing Voice Handicap Index (SVHI) is a questionnaire recently developed and validated as a tool to assess voice function and quality specifically for singers [5, 6]. We also used SVHI-10, a shorter version of the SVHI, and compared the results between these two subjective tests. SVHI include a series of 36 items referring to singing voice quality and how it affects the singer's life. Singers had to express their opinion and rate each item on a scale of 0 to 4 (0= never, 4= always). A total SVHI score was generated based on these results. SVHI-10 was also administrated to the subjects, and the subjects in the study group preferred it, as they found this easier to use and more significant for their needs.

We have found a very high correlation between the values of SVHI and SVHI-10 (Pearson $r = 0.87$) and for this reason we have introduced the latter in our everyday practice, since it is easier to complete and understand (Figure 1).

Videolaryngostroboscopy was carried out by using a 90° Storz rigid telescope and a stroboscopic light source, with the purpose of detecting the diseases of the vocal fold epithelium, as well as the modification of vibratory characteristics. The vibratory characteristics of the vocal folds were measured by the parameters laid out in the European Laryngological Society protocol (ELS): the degree of glottal closure (GC), the type of GC, the quality of the mucosal wave (MW), the regularity (R) and the symmetry of the movement of the vocal folds. Each scale was rated as 0 (normal), 1 (slight), 2 (moderate) or 3 (severe) [7]. Spoken and sung pitches were used as method to assess vocal cord appearance and function.

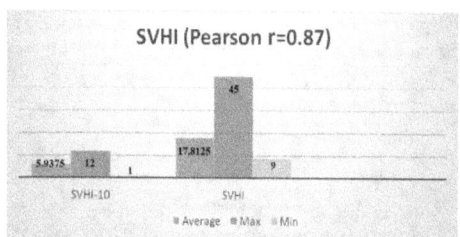

Figure 1. SVHI versus SVHI-10 (Pearson r = 0.87).

The laryngoscopy findings have revealed that 65% of the student singers have normal laryngeal aspect, without any pathological modification, 30% have slight modifications, as different forms of altered laryngeal muscle tension, 5% have moderate pathological modifications. No singer with severe modification of the vocal folds has been found (figure 2).

Although all singers identified themselves as being healthy, we have found relatively frequent laryngeal abnormalities. However, we have not encountered cases of severe pathology, with the only observed pathologies being: one case with vocal nodules, one case with fusiform edema on the right vocal fold and 12 cases with slight vocal fold insufficiency.

There is no correlation between SVHI-10 and laryngeal modification (p=0.35).

The voice assessment protocol was achieved through acoustic analyses, including evaluation of Fundamental Frequency (F0 habitual), vocal range profile (minimum and maximum frequency F0 min, F0 max), and perturbation measurements: pitch instability (jitter), amplitude instability (shimmer), Harmonics-to-Noise Ratio (HNR), as well as aerodynamic analyses, including Maximum Phonation Time (MPT) on vowel /a/ and S/Z ratio [8].

The voice samples were recorded on a PC and analyzed with the use of specialized software for acoustic analysis (Vocalab 4) [9]. As we had expected from vocal performers, the vocal range in the study group was very large, between 87 Hz - 988 Hz. This result reflected the vocal potential of the students and corresponded to their self-evaluation (Figure 3).

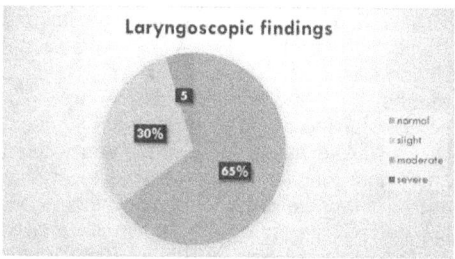

Figure 2. Laryngoscopic findings.

This study was an initial assessment for the voice of singing professionals in early stages of their careers, and can constitute a foundation for more granular explorations into areas such as gender differences and voice classifications.

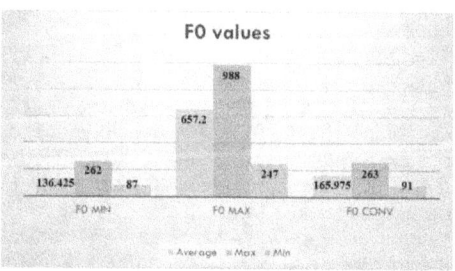

Figure 3. Fundamental frequency.

For perturbation analyses the participants were asked to produce sustained phonation with a comfortable pitch and loudness on the vowel /a/ for at least five seconds. Mouth to microphone distance was set at 10 cm.

MPT had lower values than we had expected for professional singers. During the examination we noticed that some of them had problems with breathing control.

There was a minor inverse correlation between S/Z ratio and SVHI-10 (r=-0.56), and no correlation between MPT and SVHI-10 (r=0.34) (Table 2).

Acoustic analyses of students 'voices showed relative instability of pitches (Table 3). Considering normal values for Vocalab [9] (normal voice vs. pathological voice around 1.0 for all indicators) theoretically, all our acoustic data were indicative for the pathology (Figure 4).

Table 2. Aerodynamic parameters.

	Average	Max	Min
S/Z ratio	1.2	1.9	0.5
MPT	14.77	22.8	7.6

Table 3. Acoustic parameters.

Acoustic voice parameter	Mean (SD)
F0 (Hz)	166.86 (48.37)
F0 min (Hz)	136.40 (51,10)
F0 max (Hz)	656.80 (223.24)
Jitter (%)	1.58 (1.2)
Shimmer (%)	2.64 (0.57)
HNR	1.44 (0.71)

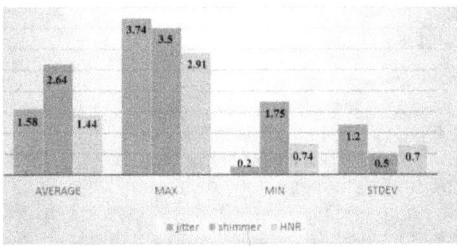

Figure 4. Acoustic analyses.

There was no real explanation for these findings, but they show similar outcomes to those published by Butte [10]. He compared perturbation analyses of different singing styles and found that the opera style had normal jitter (0.52%) and significantly high median shimmer values (P ¼ 0.001) of 7.07%. He concludes that 'opera singing is probably more irregular than other singing styles; this is a previously unknown quality of opera singing' [10].

Because of the high values of perturbation analyses in the study group we decided to separate subjects with normal laryngoscopic findings (Group1) from subjects with patholog-ical laryngoscopic findings (Group 2) and a comparison of these two groups was performed (Figure 5).

We found a statistically significant difference for jitter (t=0.028 p?) and for shimmer (t=0.003) but not for HNR (t=0.26), in these groups (Figure 6). Based on this observation we considered that acoustic evaluation could help us to make a screening for voice problems among singers.

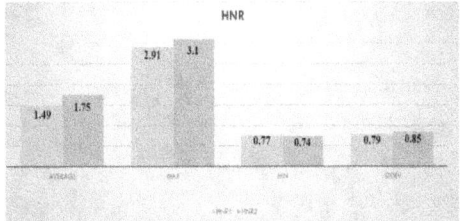

Figure 5. Harmonics to Noise Ratio.

These findings correspond with the studies of Buder [11] and Eadie [12] who found that perturbation analysis of the injured voice have much higher parameters than the normal voice, suggesting that vocal differences that cannot be heard by the human ear could be detected via perturbation analysis. Future research into this area is required for validation of the findings.

Statistics

The main purpose of the investigation was to find an accurate and useful tool to evaluate voice quality and for the earlier detection of vocal problems. The data was analyzed with the Analysis Tool Pak in Excel, focusing on paired t-tests, Pearson correlation and linear regression.

SVHI scores proved to be as previously expected for healthy singers. Singers preferred SVHI-10 and the results were similar between these two tests. However, although all singers were self-identified as healthy, laryngeal abnormalities were relatively common. We found no significant correlation between SVHI-10, SVHI and laryngeal modification.

Acoustic analysis of students' voices showed relative instability of pitches, problems with F0 variation, TMF and S/Z. Linear regression found no significant correlation (P = 0.9501) between SVHI scores, acoustic analysis and videostrobolaryngoscopy findings but despite this fact, acoustic evaluation might help us make a screening for voice problems among singers. This fact was sustained by the statistically significant differentiation between the group of students without vocal dysfunctions and the group with vocal problems. Based on this observation we considered that acoustic evaluation could support the process of screening for voice problems among singers.

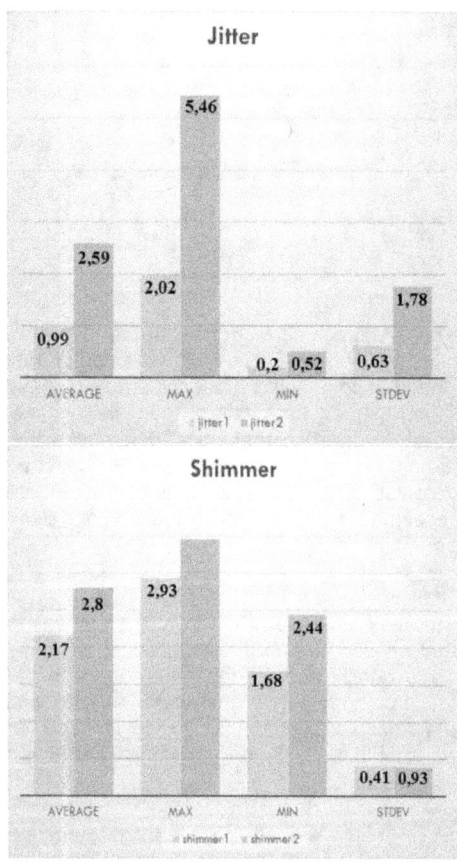

Figure 6. Jitter and Shimmer.

DISCUSSION

We found more pathology than expected among singers who had identified themselves as being healthy. These findings correspond with the results published by Castelblanco [13] who concluded that laryngeal appearance does not correlate with the quality of the singer's voice. As aforementioned, the results indicate more laryngeal abnormalities than expected, but no severe pathology. Perhaps these pathologies do not affect the subjects' singing or they have learned to work around them. What may be 'normal' for one singer may be 'abnormal' for another.

Professional singers do not appear to have a strong ability to predict their vocal health as defined by the total number of pathological findings, despite the results of SVHI-10 and SVHI. This may be due to a difference in sensitivity in self-assessing vocal changes.

Acoustic analyses of singers 'voices were more perturbed than we had expected. The high shimmer values may be explained by the fact that professional opera singers have the tendency to phonate too loudly, and that they employ techniques to support their voice. The perturbation may be due, also, to the singers' formant and vibrato, thus any evaluation should be adapted to the singers' particularities [14].

Vocalab 4 might not be the most adequate program for acoustic analyses in professional singers. An avenue to explore would be a comparison of the evaluation with Vocalab 4 with evaluations made with other vocal analyses programs, to observe which program is the most relevant for acoustic analyses in professional singers.

CONCLUSION

Multidimensional assessment of voice quality for routine assessment of singers without an obvious singing voice problem is an important tool to detect early voice problems despite the apparent normal appearance. A trained singer has the possibility to compensate minor laryngeal modifications by using a proper singing technique and, thus, to ignore existing pathology. It is difficult even for a professional singer, who is supposedly more aware of their vocal health, to objectively assess the presence of a minor vocal problem. There is no significant correlation between the SVHI, videostrobolaryngoscopy, acoustic and aerodynamics findings in healthy professional singers. The SVHI does not accurately predict vocal health as defined by strict pathological findings upon videostroboscopy examination. It is of great importance to develop a method with increased sensitivity for detecting early vocal pathologies that may cause a problem in the future, particularly for professional singers.

In conclusion, acoustic evaluation of the performers' voices could detect early signs of vocal pathology and should be introduced in the routine assessment of singers' voices.

REFERENCES

1. Sataloff R. Professional Voice: The Science and Art of Clinical Care, Vol.1, Third Edition: Plural Publishing; 2005.
2. Jackson CE, Castellanos P, Richardson PA. Voice Changes After Prolonged Voice Usage as Measured by Acoustical Analyses in Trained and Untrained Singers. Dissertation for the degree of Doctorate of Science ed. Birmingham, Alabama; 2012.
3. Castelblanco L, Noordzij PJ, Stein D, M. Cohen S, De Quadros A. Correlating Singing Voice Handicap to Videostrobolaryngoscopy in Healthy Professional Singers. J Voice. 2014;28(5):608-13.
4. Roy N, Barkmeier-Kraemer J, Eadie T, Sivasankar MP, Mehta D, Paul D, et al. Evidence-Based Clinical Voice Assessment:A Systematic Review. American Journal of Speech-Language Pathology. 2013;22:212–26.
5. Cohen SM, Jacobson BH, Garrett CG, Noordzij JP, Stewart MG, Attia A, et al. Creation and validation of the Singing Voice Handicap Index.Ann Otol Rhinol Laryngol. 2007;116(6):402-6.
6. Jacobson B, Johnson G, Csilbergleit A, Jacobson G, MS. B. The Voice Handicap Index (VHI): development and validation. American Journal of Speech Language Pathology. 1997;6:66-70.
7. Dejonckere FH, Bradley P, Clemente P, Cornut G, Crevier-Buchman L, Friedrich G, et al. A basic protocol for functional assessment of voice pathology, especially for investigating the efficacy of phonosurgical treatments and evaluating new assessment techniques. Guideline elaborated by the Committee on Phoniatrics of the European Laryngologycal Society; 2001.
8. Timmermans B, De Bodt M, Wuyts F, Van de Heyning P. Voice quality change in future professional voice users after 9 months of voice training. European Archives of Oto-Rhino-Laryngology. Springer-Verlag 2003. DOI 10.1007/s00405-003-0652.
9. Sicard E, Perrière S, Menin-Sicard A. Développement et validation d'outils de mesures de la qualité de la voix dans le logiciel VOCALAB. UNADREO - Union Nationale pour le Développement de la Recherche en Orthophonie. 2013. Pp. 63-80.
10. Butte C, Zhang Y, Song H, Jiang J. Perturbation and nonlinear dynamic analysis of different singing styles. J Voice. 2009;23(6):647-52.
11. Buder EH. Acoustic analysis of voice quality: A tabulation of algorithms 1902–1990 M.J.Ball RDKa, editor. San Diego, CA: Singular; 2000.
12. Eadie TL, Doyle PC. Classification of dysphonic voice: acoustic and auditory-perceptual measures. J Voice. 2005;19(1):1-14.
13. Castelblanco L, Habib M, Stein D, de Quatros A, Cohen S, Noordzij J. Singing Voice Handicap and Videostrobolaryngoscopy in Healthy Professional Singers. J Voice. 2014; 28(5):608-13.
14. Brown W, Rothman H, Sapienza C. Perceptual and acoustic study of professionally trained versus untrained voices. J Voice. 2000;14:301–9.

ISSN 2444-7986
DOI: https://doi.org/10.14201/orl201784.14846

Artículo de revisión

RESONANCIA MAGNÉTICA DE TIROIDES Y PARATIROIDES

Magnetic Resonance Imaging of Thyroid and Parathyroid

Miguel GONZALO-DOMÍNGUEZ, María Cristina HERNÁNDEZ-RODRÍGUEZ, Manuel Ángel MARTIN-PÉREZ, José Martín MARÍN-BALBÍN, Rodrigo BLANCO-HERNÁNDEZ, Ignacio MARTÍN-GARCÍA

SACYL: Complejo Asistencial de Zamora. Servicio de Radiodiagnóstico. Zamora. España.

Correspondencia: miguelgonzalodominguez@hotmail.com

Fecha de recepción: 29 de junio de 2016
Fecha de aceptación: 7 de agosto de 2016
Fecha de publicación: 24 de agosto de 2015
Fecha de publicación del fascículo: 1 de diciembre de 2017

Conflicto de intereses: Los autores declaran no tener conflictos de intereses
Imágenes: Los autores declaran haber obtenido las imágenes con el permiso de los pacientes
Política de derechos y autoarchivo: se permite el autoarchivo de la versión post-print (SHERPA/RoMEO)
Licencia CC BY-NC-ND. Licencia Creative Commons Atribución-NoComercial-SinDerivar 4.0 Internacional
Universidad de Salamanca. Su comercialización está sujeta al permiso del editor

RESUMEN	Introducción: El estudio del tiroides y de la paratiroides se realiza habitualmente con ultrasonidos, existiendo sistemas de clasificación internacionalmente aceptados en caso de la patología neoplásica como el sistema TIRADS, y patrones bien definidos de la imagen ecográfica en caso de patología inflamatoria. No obstante, existen ciertas circunstancias en las que está indicado realizar su exploración con tomografía computada o bien con resonancia magnética. Material y Métodos: Realizamos una revisión de las principales indicaciones para la valoración de estas glándulas con resonancia magnética a partir de nuestra experiencia, con los resultados obtenidos en 64 pacientes. Resultados: Establecemos cuáles son los protocolos específicos y las secuencias más adecuadas para su correcta caracterización y planteamos, además, la semiología de los resultados obtenidos mediante esta técnica, haciendo correlación con los procesos patológicos que afectan a estas estructuras cervicales.
PALABRAS CLAVE	tiroides; paratiroides; resonancia magnética; protocolos; semiología; secuencias de resonancia magnética.
SUMMARY	Introduction: The assessment of the thyroid and parathyroid pathology is usually achieved with ultrasounds. There are several systems of classification that are internationally accepted in neoplastic disease, such as TIRADS system, and there are well-defined patterns for ultrasound imaging in inflammatory disease. Material and methods: However, there are specific needs that require magnetic resonance imaging. We review the main indications of MRI in the evaluation of thyroid and parathyroid in 64 patients and determine which protocols are more appropriate and which sequences are better for a proper characterization. Results: Then we review the semiology obtained by this technique, making correlation with disease processes affecting these cervical structures.
KEYWORDS	Thyroid; parathyroid; MRI; protocols; semiotics; MRI sequences

INTRODUCCIÓN

El estudio de las glándulas tiroides y paratiroides mediante el empleo de resonancia magnética (RM) es poco habitual, ya que la ecografía aporta la información suficiente para establecer el diagnóstico, pero no por ello carece de indicaciones clínicas. Se realiza principalmente en aquellos casos en que la ecografía en primer lugar y la tomografía computada multidetector (TCMD) en segundo lugar han resultados insuficientes para la identificar ciertos procesos patológicos [1, 2].

La ecografía supera ampliamente a las otras técnicas de imagen en la caracterización morfológica de las lesiones tiroideas. El papel fundamental de los ultrasonidos reside en su utilidad para la caracterización morfológica de los nódulos tiroideos, permitiendo valorar el aspecto sólido o quístico de las lesiones, la presencia de calcificaciones y el tipo de vascularización, por lo que se convierte en una herramienta fundamental para establecer una selección adecuada de los nódulos subsidiarios de punción. Algunos autores han planteado un sistema estandarizado de informe de los nódulos tiroideos aceptado ya por varias asociaciones científicas, con el fin de poder estratificar el riesgo de malignidad, basándose en el sistema de clasificación de informes de radiología mamaria (BI-RADS). Este sistema define una serie de criterios y de hallazgos radiológicos recogidos en la clasificación TI-RADS, pero que, a diferencia de la patología de la mama, se encuentra circunscrita exclusivamente a los hallazgos de los estudios ecográficos [3-5].

No obstante, la RM puede presentar una serie de ventajas que se basan, en primer lugar, en una visión ampliada y conjunta de la región cervical y en segundo lugar, en presentar una mayor definición tisular y relación con las estructuras adyacentes. Además, no requieren de la utilización de contrastes yodados y no radian al paciente.

A pesar de ello la RM mantiene un papel secundario en la evaluación de la enfermedad tiroidea, resultando algo más destacable en la valoración de las paratiroides, donde la ecografía presenta más dificultades [6-8].

Los estudios de RM suelen estar especialmente indicados en la estadificación del cáncer de tiroides y de paratiroides, permitiendo valorar mejor la extensión loco-regional de los tumores glandulares, con especial atención en estructuras clave como la tráquea y el esófago, también en la comprobación de signos compresivos y en la evaluación de la posible afectación de las cadenas ganglionares cervicales [9].

Además, permite estudiar la propagación de ciertas patologías a los espacios parafaríngeos, mediastínicos, retrotraqueal e incluso al parénquima pulmonar [10].

La RM también se recomienda para la localización de metástasis ocultas en pacientes post-tiroidectomía, principalmente en el seguimiento de aquellos casos con nivel de tiroglobulina sérica elevada y en el rastreo de lesiones definidas por estudios gammagráficos no visibles por ecografía. Además, es la técnica que mejor nos caracteriza las alteraciones del desarrollo como los quistes del conducto tirogloso o la localización ectópica de las glándulas.

Cabe destacar también el empleo de la tomografía por emisión de positrones (PET) asociada a la TC o RM, que también comienzan a jugar un papel prometedor en la evaluación del cáncer de tiroides y paratiroides.

Teniendo en cuenta estas consideraciones, planteamos realizar una revisión completa de los aspectos fundamentales de la imagen de RM en el estudio de estas glándulas de la región cervical anterior, valorando la anatomía normal, la semiología de la RM en los procesos patológicos más frecuentes, las principales indicaciones y los criterios de inclusión, teniendo siempre en cuenta que se trata de un recurso limitado en la mayoría de los centros hospitalarios y que supone un coste económico elevado con respecto a otro tipo de pruebas.

MATERIAL Y MÉTODO

Revisión sobre la aplicación de la RM en el diagnóstico y seguimiento de la patología de tiroides y paratiroides. Se recopiló información acerca de 64 pacientes, con edades comprendidas entre los 40 y 90 años, 50 mujeres y 14 hombres, en el periodo comprendido entre marzo de 2013 y marzo de 2016, a quienes se les solicitó estudio de RM de la región cervical por cuatro motivos principales: sospecha de neoplasia de glándulas tiroides y paratiroides, solicitando establecer dependencia tisular y definir los límites de las lesiones; neoplasias ya confirmadas, para valorar la afectación otras estructuras cervicales o torácicas; alteraciones del desarrollo, como las ectopias glandulares y los quistes residuales, y ante bocios voluminosos en los que se querían comprobar posibles signos compresivos. La mayoría de los pacientes contaban con estudios previos, bien de ecografía o de ecografía y TCMD.

PROTOCOLO DE OBTENCIÓN DE IMÁGENES

Las exploraciones de RM se llevaron a cabo en un equipo *Signa Excite* de 1.5 Teslas de *General Electric* mediante la utilización de una antena de cuadratura específica.

El protocolo utilizado se fundamenta en la inclusión de un rango amplio de estudio que se extiende desde la base de cráneo hasta la bifurcación de la tráquea con cortes multiplanares y lo más finos posibles.

El paciente colocado en decúbito supino con la cabeza centrada en línea media y los brazos hacia abajo. Vía venosa en el antebrazo derecho y contraste basado en quelatos de gadolinio (Gd) con una concentración de 0,1 mmol/kg a un flujo de 2 ml/seg.

Se realizó en primer lugar una exploración morfológica con secuencias estándar para la región cervical añadiendo una valoración complementaria tras administración de contraste intravenoso.

Nos basamos en secuencias axiales y coronales T1-TSE y T2-TSE, rastreo coronal en secuencias STIR y estudio contrastado con secuencias T1-TEG con saturación grasa.

REVISIÓN DE LA BIBLIOGRAFÍA

Con el fin de obtener los objetivos fijados, realizamos una revisión los protocolos y técnicas recomendados por las principales sociedades científicas orientados al estudio de las glándulas tiroides y paratiroides, principalmente para la correlación con las aplicaciones disponibles en nuestro centro, para poder evaluar las diferentes pruebas diagnósticas, las indicaciones y los criterios de inclusión [11-13].

CARACTERÍSTICAS ANATÓMICAS DEL TIROIDES Y PARATIROIDES EN RM

La glándula tiroides presenta dos lóbulos laterales de unos 4 centímetros de longitud cada uno, habitualmente asimétricos, que se unen por una región central de menor volumen llamada istmo, con una pequeña prolongación superior denominada lóbulo piramidal.

La glándula tiroidea se localiza entre las capas de la porción media de la fascia cervical profunda, que le sirve de cobertura, además de presentar una cápsula interna propia, muy delgada y adherida al parénquima, que la divide en sus diferentes lóbulos y lobulillos.

Tanto la glándula tiroides como la paratiroides presentan en condiciones normales el aspecto habitual de las estructuras de partes blandas, con parénquima homogéneamente isointenso con respecto al del músculo en las secuencias T1, indistinguible en las secuencias sin contraste e isointenso o levemente hiperintenso en las secuencias con potenciación T2 y con mínimo realce tras administración de gadolinio.

Las glándulas paratiroides presentan forma de lenteja, habitualmente de situación posterior a la tiroides, aunque su localización puede verse alterada con frecuencia, siendo posible encontrarlas en cualquier punto del eje definido por el ángulo mandibular y la parte inferior del mediastino superior.

Las medidas promedio en condiciones normales son de 6 mm de longitud, 3 a 4 mm de diámetro transverso y 1 a 2 mm de diámetro anteroposterior.

Habitualmente hay cuatro glándulas paratiroides, no obstante, podemos encontrarnos glándulas supernumerarias.

Al igual que el tiroides se encuentran incluidas en la capa media de la fascia cervical profunda.

SEMIOLOGÍA Y ASPECTO DE RM EN LA PATOLOGÍA DE TIROIDES Y PARATIROIDES

PATOLOGÍA DE TIROIDES

ADENOMAS Y BOCIO MULTINODULAR

El uso de la RM en el bocio mutinodular resulta muy limitado, únicamente nos resulta útil en la valoración de la extensión mediastínica y en la definición de los signos compresivos (Figura 1).

El aspecto del bocio en RM es el de una glándula agrandada, heterogénea y multinodular. Alterna áreas de baja intensidad de señal con áreas quísticas y calcificaciones.

Puede presentar nódulos hipercaptantes tras administración de contraste y en caso de bocios de larga evolución es posible encontrar signos de infiltración grasa, con regiones hiperintensas tanto en secuencias potenciadas en T1 como en T2, que representan infiltración lipomatosa tiroidea. Es importante establecer diagnóstico diferencial con otras entidades de estirpe grasa en el interior del tiroides como el adenolipoma, que habitualmente se presenta como una lesión encapsulada.

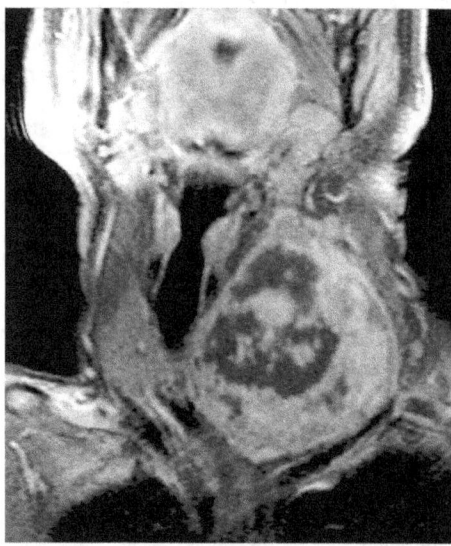

Figura 1. RM en tiroides y paratiroides. Efecto compresivo de un voluminoso bocio tiroideo con compresión y desplazamiento traqueal.

QUISTES TIROIDEOS

Suelen ser hallazgos casuales en estudios de RM cervicales realizados con otros fines diagnósticos.

Provienen de la degeneración completa de nódulos hiperplásicos. Son hiperintensos en secuencias potenciadas en T2, con aspecto más variable en las secuencias con potenciación T1, ya que su contenido puede ser coloide, seroso o hemorrágico.

La clave diagnóstica se encuentra en descartar modularidad intraquística o engrosamientos irregulares.

NEOPLASIAS TIROIDEAS

Las neoplasias primarias del tiroides son el carcinoma papilar, el carcinoma folicular, el carcinoma medular y el anaplásico.

Para la caracterización del nódulo tiroideo la RM resulta útil en la valoración de los siguientes parámetros:

- Extensión extraglandular (Figura 2).
- Infiltración de órganos vecinos.
- Rastreo ganglionar.
- Estadificación.

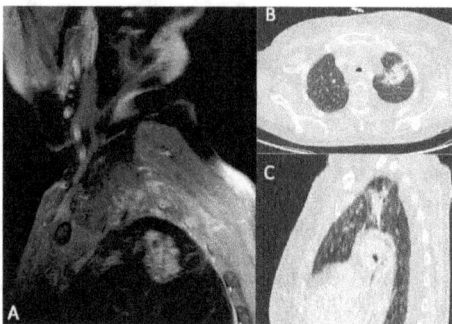

Figura 2. RM en tiroides y paratiroides. Extensión extraglandular. A) Detección de metástasis pulmonares mediante RM cervical en carcinoma medular de tiroides en secuencias Sagital T1. B y C) Confirmación de las metástasis mediante TC torácico.

En el rastreo ganglionar, las neoplasias tiroideas suelen extenderse principalmente a las cadenas supraclaviculares y cadenas yugular baja y media, correspondientes con los niveles III y IV, y la RM complementa de forma muy significativa los rastreos de metástasis que se realizan con técnicas de medicina nuclear, como la gammagrafía y principalmente el PET (Figura 3).

Para la estadificación, la RM presenta una eficacia del 86 al 96%, con mejor rendimiento en el carcinoma papilar anaplásico y en el medular, que presentan por lo general múltiples microcalcificaciones (cuerpos de psamoma), necrosis y hemorragias. Se reduce en el carcinoma folicular, que resulta más homogéneo, aportando únicamente criterios de tamaño en este caso.

Además, hemos comprobado como la RM aporta información complementaria adicional en las complicaciones post-tratamiento, con la caracterización de áreas de fibrosis, restos tumorales o abscesos (Figura 4).

CARCINOMA PAPILAR

El más frecuente, supone el 75% de las neoplasias tiroideas. Habitualmente en mujeres menores de 40 años. Tiene una supervivencia del 90% a los 20 años y la presencia de adenopatías metastásicas en el momento del diagnóstico no afecta al buen pronóstico. En RM es habitual definir carcinomas multifocales. Se identifican lesiones completamente sólidas pudiendo encontrarse degeneración quística en el caso de las adenopatías metastásicas.

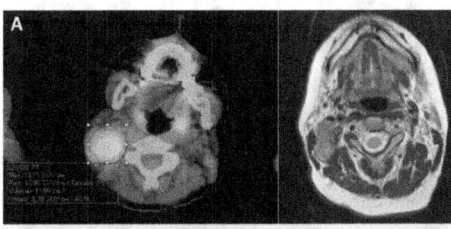

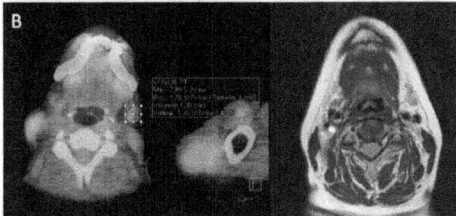

Figura 3. RM en tiroides y paratiroides. Correlación de extensión glandular metástasica de PET con imágenes T1 axial de RM.

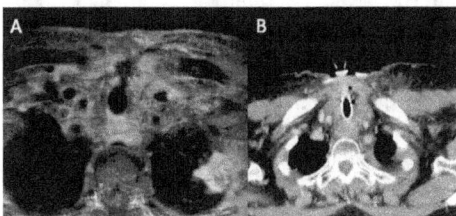

Figura 4. RM en tiroides y paratiroides. Absceso en lecho quirúrgico tras tiroidectomía. A) Imagen por RM con gadolinio. B) Imagen obtenida con TC con contraste.

Carcinoma folicular
Un 10% de las neoplasias tiroideas. Más frecuente en mujeres a partir de la sexta década de la vida. Buen pronóstico. Suele coexistir con bocio multinodular. En RM indistinguible de los adenomas o nódulos benignos, por lo que la RM no resulta útil para su diagnóstico.

Carcinoma medular
Supone en 5% de los cánceres de tiroides. Más frecuentes en edades avanzadas. Entre el 10 y 50% de supervivencia a los 5 años. Hasta un 15% está incluido en el síndrome de neoplasia múltiple (MEN).

Carcinoma anaplásico
En RM suele presentarse con infiltración de estructuras vecinas desde el diagnóstico, presentándose como una gran masa heterogénea invasiva y con frecuentes áreas de necrosis intralesionales.

Linfoma tiroideo
Se presenta como una masa homogénea, sin necrosis ni calcificaciones, con mínimo realce tras administración de contraste.

Metástasis
Las metástasis intraglandulares son muy infrecuentes. Habitualmente se comportan como lesiones encapsuladas. Las entidades que más frecuentemente pueden metastatizar al tiroides son las neoplasias renales, neoplasias pulmonares y de mama.

Patología inflamatoria
En este apartado se incluyen tanto las de origen infeccioso como las autoinmunes.

Enfermedad de Hashimoto
Se caracteriza por presentar un incremento difuso de la intensidad de señal en secuencias con potenciación T2 y STIR, observándose bandas lineales hipointensas que se extienden por el parénquima en forma de trabéculas, representando áreas de fibrosis.

Tiroiditis de Riedel
Es un proceso inflamatorio que se caracteriza por un marcado desarrollo de fibrosis glandular desde el inicio de la enfermedad, que progresivamente puede ir extendiéndose a los tejidos adyacentes. En RM predomina una intensidad de señal muy baja en todas las secuencias, con la práctica ausencia de captación de contraste.

Tiroiditis granulomatoso o De Quervain
Tiroiditis infecciosa. Se caracteriza en RM por una afectación difusa, con incremento de a intensidad de señal difusa en secuencias con potenciación T2 y en STIR, con realce heterogéneo tras administración de contraste. En algunos casos puede presentarse como una lesión focal.

Alteraciones del desarrollo

Quistes del Conducto tirogloso
Se producen por fallo en la involución de una parte del conducto por el que desciende la glándula en el desarrollo embrionario.

Pueden encontrarse a cualquier nivel del trayecto que discurre desde el agujero ciego en la base de la lengua hasta la porción anterior a los lóbulos tiroideos, aunque la situación más frecuente es suprahiodea. Para su localización y la valoración completa del conducto tirogloso es recomendable la utilización se secuencias T1 y T2 en incidencias sagitales.

Se caracterizan por aspecto fundamentalmente quístico, muy intenso en secuencias con potenciación T2 y marcadamente hipointensas en secuencias con potenciación T1, aunque puede resultar variable según la concentración de proteínas que contengan, pudiendo observarse incluso levemente hiperintenso.

Tras administración de contraste pueden presentar leve realce periférico.

GLÁNDULA TIROIDEA ECTÓPICA

Se produce por descenso incompleto del tiroides hacia la parte inferior del cuello.

Glándula tiroidea habitualmente de aspecto normal, aunque es frecuente que desarrolle quiste coloide. La localización más frecuente es profunda al agujero ciego, en la base de la lengua, tiroides lingual.

PATOLOGÍA DE LAS GLÁNDULAS PARATIROIDES

Básicamente nos vamos a encontrar adenomas y en menor medida hiperplasia de paratiroides, los carcinomas paratiroideos son excepcionales.

ADENOMAS PARATIROIDEOS

Principal causa de hiperparatiroidismo primario, mucho más frecuente que la hiperplasia.

Los adenomas se identifican cuando encontramos una glándula paratiroides marcadamente aumentada de tamaño. Se caracterizan por ser hipointensos de forma homogénea en secuencias con potenciación T1, hiperintensos en secuencias potenciadas en T2 (Figura 5).

HIPERPLASIA DE PARATIROIDES

De aspecto similar al descrito en los adenomas, aunque afectando de forma general a la mayor parte de las glándulas paratiroides.

CARCINOMA DE PARATIROIDES

Tumor muy infrecuente. Habitualmente productor de hormonas.

Se establece sospecha de carcinoma de paratiroides, ante una lesión glandular aislada, heterogénea, mal definida y de bordes imprecisos, que incluso puede presentar signos de infiltración de estructuras vecinas.

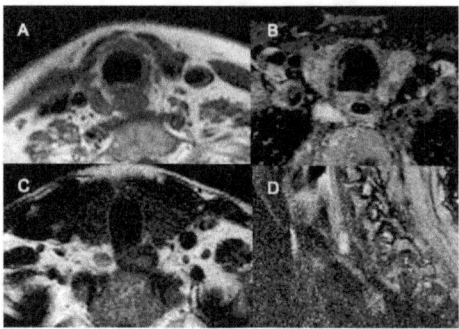

Figura 5. RM en tiroides y paratiroides. Adenoma de paratiroides. A) Secuencia axial T1. B) Secuencia axial STIR. C) Secuencia axial T2. D) Secuencia sagital T1 con contraste.

DISCUSIÓN

La prueba diagnóstica inicial en el estudio de las glándulas tiroides y paratiroides debe ser siempre la ecografía.

La RM puede aportarnos información complementaria para definir habitualmente hallazgos que pueden resultar incompletos con la aplicación de los ultrasonidos.

Existen cuatro escenarios comunes en las que puede surgir la necesidad de realizar una RM del carcinoma de tiroides: en la detección del nódulo tiroideo incidental, en la evaluación de las metástasis tiroideas nodales, para la obtención de imágenes prequirúrgicas para la enfermedad invasiva y en el seguimiento de recurrencia en el cuello después del tratamiento [14-16].

En muchos casos este tipo de hallazgos radiológicos pudieran ser también obtenidos mediante TCMD, pero el uso de contrastes yodados podría estar contraindicado en pacientes con hipertiroidismo manifiesto, insuficiencia renal, reacciones alérgicas, y sobre todo cuando el paciente vaya a ser sometido a tratamientos con yodo radiactivo.

Los pacientes que van a ser sometidos a un tratamiento con I131 no deben haber recibido contraste yodado desde al menos 2 meses antes del tratamiento [17].

La RM puede ser prueba morfológica de localización tras la gammagrafía en el rastreo de adenomas de paratiroides y en el rastreo de alteraciones de desarrollo.

La resonancia magnética nos provee de unas características morfológicas complementarias, en la mayoría de los casos, a los hallazgos estudiados mediante otras técnicas. Sin embargo, observamos que resulta escasamente específica en la patología de más relevancia en los órganos estudiados, el nódulo tiroideo. Consideramos que la RM tiene potencial para una mejor caracterización de dichas lesiones que probablemente vengan de la mano de los estudios de RM avanzada que utilizan protocolos de valoración funcional. Las imágenes de difusión (DWI) pueden ser útiles para diferenciar los nódulos benignos y malignos [18-20].

En recientes estudios observamos que los nódulos benignos tienen mayor coeficiente de difusión aparente (ADC), que los valores de los malignos. La espectroscopia de RM utilizando tiempo de eco (TE) largo ha demostrado ser un método sensible en la diferenciación del carcinoma de tiroides folicular. La presencia de picos de colina es posible identificarla en casi todos los carcinomas, además de la valoración de la proporción de colina/creatina, que va desde valores de 1,6 en los carcinomas diferenciados, a valores de 9,4 en los carcinomas anaplásicos.

El tejido tiroideo normal y lesiones foliculares benignas generalmente no demuestran ningún pico de colina [21-23].

CONCLUSIONES

La exploración tiroidea ha mejorado desde la introducción de nuevas técnicas ecográficas, gammagráficas, TC, RM y el desarrollo de fusión de imágenes.

La ecografía es la técnica principal para la valoración inicial y para la clasificación de los nódulos tiroideos con el fin de realizar punciones diagnósticas.

La RM es probablemente la técnica más indicada en la estadificación de tumores, en la valoración de signos compresivos u obstructivos y en la localización de alteraciones del desarrollo.

BIBLIOGRAFÍA

1. Hopkins CR, Reading CC. Thyroid and parathyroid imaging. Semin Ultrasound CT MR 1995;16:279-95.
2. Weber AL, Randolph G, Aksoy FG. The thyroid and parathyroid glands. CT and MR imaging and correlation with pathology and clinical findings. Radiol Clin North Am. 2000;38:1105-29.
3. Wei X, Li Y, Zhang S, Gao M. Thyroid imaging reporting and data system (TI-RADS) in the diagnostic value of thyroid nodules: a systematic review. Tumour Biol. 2014; 35(7):6769-76.
4. Ko SY, Lee HS, Kim EK, Kwak JY. Application of the Thyroid Imaging Reporting and Data System in thyroid ultrasonography interpretation by less experienced physicians. Ultrasonography. 2014;33(1):49-57.
5. Montaño-Ascencio PG, García-Baeza LG, Gómez-Vargas E, Pérez-Hernández JU. Valor predictivo positivo del ultrasonido en la clasificación TI-RADS. Anales de Radiología México 2014;13:361-8.
6. Hoang JK, Branstetter BF, Gafton AR, Lee WK, Glastonbury CM. Imaging of thyroid carcinoma with CT and MRI: approaches to common scenarios. Cancer Imaging. 2013;13(1):128-39.
7. Ozkaya M, Elboga U, Sahin E. Evaluation of conventional imaging techniques on preoperative localization in primary hyperparathyroidism. Bosnian Journal of Basic Medical Sciences. 2015;15(1):61-6.
8. Shah S, Win Z, Al-Nahhas A. Multimodality imaging of the parathyroid glands in primary hyperparathyroidism. Minerva Endocrinol. 2008;33(3):193-202.
9. King, AD, Ahuja AT, To EW, Tse GM, Metreweli C. Staging papillary carcinoma of the thyroid: magnetic resonance imaging vs ultrasound of the neck. Clinical radiology. 2000;55(3):222-6.
10. Ersoy R, Karako A, Atasever T. Imaging techniques for metastatic thyroid medullary cancer. Turk J Endocrinol Metab. 2002;4:149–53.
11. Stark DD, Clark OH, Moss AA. Magnetic resonance imaging of the thyroid, thymus, and parathyroid glands. Surgery. 1984;96(6): 1083-91.

12. Reading CC, Gorman CA. Thyroid imaging techniques. Clin Lab Med. 1993;13:711–24.
13. Chaudhary V, Bano S. Imaging of the thyroid: Recent advances. Indian Journal of Endocrinology and Metabolism. 2012;16(3):371-6.
14. Kabala JE. Computed tomography and magnetic resonance imaging in diseases of the thyroid and parathyroid. Eur J Radiol. 2008;66(3):480-92.
15. Gotway MB, Higgins CB. MR imaging of the thyroid and parathyroid glands. Magn Reson Imaging Clin N Am. 2000;8(1):163-82.
16. Soto GD, Halperin I, Squarcia M, Lomena F, Domingo MP. Update in thyroid imaging: The expanding world of thyroid imaging and its translation to clinical practice. Hormones (Athens) 2010;9:287-98.
17. Van der Molen AJ, Thomsen HS, Morcos SK. Effect of iodinated contrast media on thyroid function in adults. Eur Radiol 2004;14:902-7.
18. Bozgeyik Z, Coskun S, Dagli AF, Ozkan Y, Sahpaz F, Ogur E. Diffusion-weighted MR imaging of thyroid nodules. Neuroradiology 2009;51:193-8.
19. Lu Y, Moreira AL, Hatzoglou V. Using Diffusion-Weighted MRI to Predict Aggressive Histological Features in Papillary Thyroid Carcinoma: A Novel Tool for Pre-Operative Risk Stratification in Thyroid Cancer. Thyroid. 2015;25(6):672-80.
20. Khizer AT, Raza S, Slehria AU. Diffusion-weighted MR Imaging and ADC Mapping in Differentiating Benign from Malignant Thyroid Nodules. J Coll Physicians Surg Pak. 2015;25(11):785-8.
21. Bozgeyik Z, Coskun S, Dagli AF, Ozkan Y, Sahpaz F, Ogur E. Diffusion-weighted MR imaging of thyroid nodules. Neuroradiology. 2009;51:193–8.
22. King AD, Yeung DK, Ahuja AT, Tse GM, Chan AB, Lam SS, et al. In vivo MR spectroscopy of thyroid carcinoma. Eur J Radiol 2005;54:112-7.
23. Jordan KW, Adkins CB, Cheng LL, Faquin WC, Application of Magnetic-Resonance-Spectroscopy- Based Metabolomics to the Fine-Needle Aspiration Diagnosis of Papillary Thyroid Carcinoma. Acta Cytologica 2011;55:584-9.

eISSN 2444-7986
DOI: https://doi.org/10.14201/orl201784.14844

Artículo de revisión

RESONANCIA MAGNÉTICA DE LAS GLÁNDULAS SALIVALES PARÓTIDA Y SUBMAXILAR

Magnetic Resonance of Parotid and Submandibular Salivary Glands

María Cristina HERNÁNDEZ-RODRÍGUEZ; Manuel Ángel MARTÍN-PÉREZ; José Martín MARÍN-BALBÍN; Rodrigo BLANCO-HERNÁNDEZ; Ignacio MARTÍN-GARCÍA; Roberto Domingo TABERNERO-RICO

Complejo Asistencial de Zamora. Servicio de Radiodiagnóstico. Zamora. España.

Correspondencia: cristinahr81@hotmail.com

Fecha de recepción: 28 de junio de 2016
Fecha de aceptación: 29 de agosto de 2016
Fecha de publicación: 2 de septiembre de 2016
Fecha de publicación del fascículo: 1 de diciembre de 2017

Conflicto de intereses: Los autores declaran no tener conflictos de intereses
Imágenes: Los autores declaran haber obtenido las imágenes con el permiso de los pacientes
Política de derechos y autoarchivo: se permite el autoarchivo de la versión post-print (SHERPA/RoMEO)
Licencia CC BY-NC-ND. Licencia Creative Commons Atribución-NoComercial-SinDerivar 4.0 Internacional
Universidad de Salamanca. Su comercialización está sujeta al permiso del editor

RESUMEN	Introducción y objetivo: Las glándulas salivales se dividen en glándulas salivales mayores y menores, incluyendo islotes de tejido distribuidos por la vía aérea superior. Existen numerosas entidades que pueden afectar a estas estructuras condicionando diversos tipos de patología. Dada la mayor relevancia de la glándula submaxilar y parótida, este artículo se centra en su estudio. Método: Para ello se realizó una revisión retrospectiva de pacientes con estudios de resonancia magnética con sospecha o confirmación de patología de glándulas salivales, a lo largo de cinco años (2011-2015), suponiendo un total de 123 pacientes. Resultados: La resonancia magnética (RM) permitió identificar en la mayoría de los pacientes objeto de estudio diversas patologías, incluyendo trastornos inflamatorio-infecciosos, neoplasias benignas y malignas e incluso patología autoinmune. Conclusiones: A través de los estudios de RM realizados en nuestro Centro se pudo obtener una visión completa de la anatomía y patología glandular en la mayoría de los casos, incluyendo controles a largo plazo de pacientes con enfermedad conocida, optimizando las exploraciones mediante el empleo de secuencias con saturación grasa y de medio de contraste, con la ventaja añadida de ausencia de radiación ionizante. No obstante, en algunas ocasiones no fue posible realizar un diagnóstico exacto por imagen y fue necesario recurrir a la biopsia.
PALABRAS CLAVE	glándulas salivales; resonancia magnética; sialoadenitis; neoplasias de glándulas salivales; enfermedades autoinmunes
SUMMARY	Introduction and objective: Salivary glands are divided in major and minor, including tissue distributed by the upper airway. There are numerous entities which can affect these structures conditioning various types of pathology. Given the greater importance of the submandibular and parotid gland, this article focuses on their study. Method: A retrospective review of patients

underwent MRI studies with known or suspected pathology of salivary glands was made, over five years (2011-2015), assuming a total of 123 patients. Results: Magnetic resonance imaging (MRI) identified pathology in most patients, including inflammatory and infectious disorders, benign and malignant neoplasms and even autoimmune disease. Conclusions: Through these studies performed in our Hospital it was possible to get a complete vision of the glandular anatomy and pathology in most cases, including long-term monitoring of patients with known disease, optimizing scans by using fat saturation sequences and dynamic contrast-enhanced imaging, with the added advantage of the absence of ionizing radiation. However, in some cases it was not possible to reach an accurate diagnostic imaging and biopsy was necessary.

KEYWORDS salivary glands; magnetic resonance imaging; sialadenitis; salivary gland neoplasms; autoimmune diseases

INTRODUCCIÓN

RECUERDO ANATÓMICO

Las glándulas salivales mayores incluyen tres pares de glándulas mayores, parótidas, submaxilares y sublinguales, así como un extenso grupo de islotes de tejido productor de saliva disperso por la vía aérea superior, principalmente por la mucosa orofaríngea, englobado bajo el término glándulas salivales menores.

Dada su mayor importancia nos centraremos en el estudio de la glándula parótida y la glándula submaxilar.

GLÁNDULA PARÓTIDA. ESPACIO PAROTÍDEO

La parótida posee dos lóbulos, superficial y profundo. El lóbulo superficial de la parótida, que supone aproximadamente el 80% del volumen glandular, aproximadamente 2/3 del espacio parotídeo, se localiza lateralmente al músculo masetero y a la rama ascendente de la mandíbula y en situación anterior y caudal al conducto auditivo externo (CAE) y apófisis mastoides, alcanzando el ángulo de la mandíbula. El lóbulo profundo de la parótida se extiende medialmente a través del canal estilomandibular y se localiza entre el borde posterior de la rama de la mandíbula y el borde anterior de los músculos esternocleidomastoideos (ECM) y vientre posterior del músculo digástrico. La glándula está encapsulada por una fascia que se continúa con la fascia cervical profunda [1].

El conducto de Stenon o Stensen, conformado a su vez por múltiples canalículos intraglandulares, discurre por la superficie del músculo masetero, atraviesa el músculo buccinador y penetra en la cavidad oral a la altura del segundo molar superior. Alcanza un diámetro de 1 a 3 mm y aproximadamente 7 cm de longitud. La glándula parótida produce secreción de tipo seroso. Existen glándulas parótidas accesorias que se proyectan sobre la superficie de los músculos maseteros (20% disecciones anatómicas) [2].

Es importante hacer hincapié en la porción extracraneal del nervio facial, VII par craneal, que atraviesa la glándula por fuera de la vena retromandibular, donde se divide, en el propio espacio parotídeo, en las ramas temporal, cigomática, bucal, mandibular y cervicales. Su importancia radica en parte en que esta ramificación crea un plano quirúrgico entre ambos lóbulos parotídeos [1, 2]. La localización y preservación de este nervio es crucial dada la implicación estética y funcional en caso de lesión. En cambio, las lesiones del nervio lingual, hipogloso o ramas marginales del facial pueden ser compensadas en caso de cirugía submandibular o sublingual. La arteria carótida externa es medial a la vena. Ambas estructuras muestran «vacío de señal» en secuencias potenciadas en T2 [3]. La glándula parótida se localiza en el espacio que lleva su nombre, espacio parotídeo (EP), en la región lateral de la porción suprahioidea del cuello, rodeado por la capa superficial de la fascia cervical profunda (FCP). Contiene la parótida, ganglios y ramas extracraneales del nervio facial. En cada parótida se reconocen aproximadamente 20 ganglios, que suponen el primer drenaje para el CAE, pabellón auricular y cuero cabelludo. Se extiende desde el CAE y la punta de la mastoides cranealmente hasta la región inferior del ángulo de la mandíbula en sentido caudal (cola de la parótida), que se inserta entre el músculo cutáneo del cuello y el músculo ECM.

Este espacio se relaciona a su vez con el espacio parafaríngeo (EPF) en sentido medial, espacio masticador (EM) en sentido anterior y el espacio carotídeo (EC) en sentido superior [1, 2].

GLÁNDULA SUBMAXILAR. ESPACIO SUBMANDIBULAR

El espacio submandibular (ESM) es un espacio revestido por fascia, par, localizado en situación caudal y lateral al músculo milohioideo. Incluye la glándula submaxilar, ganglios submandibulares y vientre anterior de músculo digástrico. Se sitúa por encima del hueso hioides, profundo al músculo cutáneo del cuello y superficial a la cincha milohioidea.

En su región posterior se comunica con el espacio sublingual e inferiormente con el EPF. Forma parte de una de las cuatro localizaciones definidas en la cavidad oral, junto con la superficie mucosa oral, el espacio sublingual y la raíz de la lengua. La capa superficial de la fascia cervical profunda forma la cápsula de la glándula submandibular [2].

La glándula submaxilar se divide en dos lóbulos. El superficial, de mayor volumen, dentro del ESM, se sitúa en el triángulo submandibular, superficial al músculo milohioideo. Se coloca por detrás del vientre anterior del músculo digástrico y por delante del vientre posterior del mismo y del músculo estilohioideo, por dentro del borde inferior de la mandíbula [1].

La porción profunda de la glándula descansa por encima del músculo milohioideo. Esta porción es una «prolongación» de la glándula

Medial a la glándula submaxilar se localizan la arteria y la vena lingual. La inervación de la glándula depende de la rama cuerda del tímpano del nervio facial y la rama lingual del V_3 par craneal [2].

El conducto excretor o de Wharton, rodea el borde posterior del músculo milohioideo y se dirige hacia delante, entre el músculo genigloso y la glándula sublingual, para desembocar en la papila sublingual, en el suelo de la boca. Se proyecta así desde la porción profunda al espacio sublingual [1]. Alcanza 5 cm. de longitud. La glándula submaxilar produce tanto secreción serosa como mucosa [2].

INDICACIONES DE LA RESONANCIA MAGNÉTICA EN EL ESTUDIO DE LAS GLÁNDULAS SALIVALES

En términos generales las indicaciones de tomografía computarizada (TC) y resonancia magnética (RM) en el estudio de las glándulas salivales son similares, si bien mientras que en caso de sospecha de patología inflamatoria o infecciosa se prefiere la realización de TC, la resonancia es la técnica de elección en caso de sospecha de patología tumoral, ya que posibilita un mayor contraste tisular y una buena valoración de los espacios cervicales y planos grasos existentes, incluidos los espacios parafaríngeo y retromandibular, con óptima visión del parénquima glandular y mejor delimitación de la extensión extraglandular (invasión ósea, meníngea, diseminación perineural) [3].

MATERIAL Y MÉTODO

Se realizó una revisión sobre el uso de la RM en la patología de las glándulas salivales mediante el equipo disponible en nuestro hospital, modelo *Signa Excite* de 1.5 Teslas *(General Electric)*.

Nuestro protocolo habitual de estudio de glándulas salivales incluye las siguientes secuencias:
- Secuencia potenciada en T1 *Fast Spin Echo* (*FSE*), en plano axial.
- Secuencia potenciada en T2 *Fast Recovery Fast Spin Echo* con técnica de supresión grasa (*FRFSE FAT SAT*) en plano axial.
- Secuencia potenciada en T2 *FSE* en plano axial, 3 mm de espesor.
- Secuencia potenciada en T2* eco de gradiente (*GRE*), plano axial.
- Secuencia potenciada en DP con técnica de supresión grasa *(FAT SAT)*.
  - Secuencia de supresión grasa con técnica de inversión-recuperación (*STIR*) en plano coronal.
  - En el caso de estudio de patología tumoral, se incluyen, además:
    - Secuencia potenciada en T1 FSE, 4 mm, en plano coronal.
    - Estudio <u>dinámico</u> tras administración de gadolinio i.v, plano axial.
    - Secuencia potenciada en T1 *FSE* poscontraste con saturación grasa, 4mm, en plano coronal.
- Secuencias opcionales:
  - Secuencia potenciada en T1 *FSE* poscontraste sin o con saturación grasa, en plano sagital o axial.
  - Secuencia potenciada en difusión.

Las imágenes fueron obtenidas de la serie de pacientes atendidos en nuestras instalaciones en el período comprendido entre enero de 2011 y diciembre de 2015, suponiendo un total de 123 pacientes, con edades comprendidas entre los 29 y 91 años, incluyendo 71 mujeres y 52 varones.

A todos ellos les fue entregado un consentimiento informado previo a la realización de la exploración incluyendo la descripción de la técnica, contraindicaciones, efectos adversos condicionados por el medio de contaste, etc.

RESULTADOS

La realización de las exploraciones de RM citadas permitió identificar en la mayoría de los pacientes objeto de estudio diversas alteraciones, incluyendo trastornos inflamatorios e infecciosos, neoplasias benignas y malignas e incluso patología autoinmune, que se describen a continuación.

PATOLOGÍA INFLAMATORIA E INFECCIOSA

La SIALOADENITIS consiste en la inflamación o infección de esta glándula, de carácter agudo ó crónico. En RM la glándula aparece aumentada de tamaño en caso de enfermedad aguda. Se aprecia aumento de señal difuso con presencia en ocasiones de lesiones hiperintensas con realce periférico compatibles con abscesos. Tras la administración de contraste se identifica realce difuso asimétrico respecto a la glándula normal. La glándula muestra aspecto atrófico y heterogéneo en casos de tiempo de evolución, pudiendo observar dilatación ductal intraglandular tanto en enfermedad aguda como en crónica. Pueden identificarse adenopatías reactivas, principalmente en pacientes jóvenes, acompañando a infección de vía respiratoria alta. Siempre es importante descartar que se trate de un proceso neoplásico [4].

La SIALOLITIASIS se caracteriza por la obstrucción de conducto salival por litiasis o «cálculo» salival. El conducto proximal a la obstrucción puede encontrarse dilatado de modo difuso o presentar focos de dilatación y estenosis alternantes. Generalmente los sialolitos se identifican mediante técnicas convencionales o TC, pero es importante destacar que el 80% de los mismos son radiotransparentes en la parótida [5]. En RM se manifiestan como focos de vacío de señal en el conducto parotídeo o en el hilio (Figura 1). Muchas veces son múltiples y se asocian a sialoadenitis. Resulta útil el empleo de adquisiciones en plano sagital y oblícuo en secuencias fuertemente potenciadas en T2 (sialografía por RM), entre otras, para una óptima visualización [6].

En pacientes VIH positivos pueden identificarse en la glándula parótida lesiones linfoepiteliales benignas, que se traducen en RM como lesiones intraglandulares bilaterales múltiples de baja señal en secuencias potenciadas en T1 y alta señal en secuencias potenciadas en T2 (quísticas) con fino realce periférico tras la administración de contraste o lesiones sólidas de señal heterogénea y diversa, generalmente en el seno de glándulas aumentadas de tamaño y acompañadas de adenopatías laterocervicales bilaterales hiperintensas [2].

El espacio submandibular puede verse afectado en infecciones por *Mycobacterium* no tuberculoso o por tuberculosis, con aumento de tamaño ganglionar y presencia de necrosis central en el segundo caso.

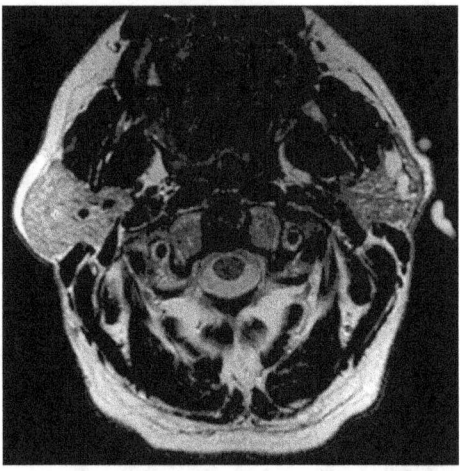

Figura 1. Resonancia magnética de glándulas salivales. Dilatación ductal significativa en parótida izquierda secundaria a la presencia de litiasis enclavada en conducto de Stenon (flecha) coincidiendo con el nivel donde se localiza marcador de auxina cutáneo.

TUMORES BENIGNOS

El TUMOR MIXTO BENIGNO DE PARÓTIDA (TMB) o adenoma pleomorfo se trata del proceso neoformativo parotídeo más frecuente, que aparece en pacientes de mediana edad, de predominio femenino, generalmente localizado en el lóbulo superficial de la glándula. Se manifiesta en RM como un nódulo bien definido relativamente hipointenso en secuencias potenciadas en T1 (salvo hemorragia intralesional) y con intensidad de señal intermedia o elevada en secuencias potenciadas en T2 en caso de tumores de pequeño tamaño (menores de 2 cm) y como masa de señal heterogénea, de predominio hiperintenso, generalmente lobulada, en el caso de lesiones grandes. El realce es variable, generalmente con curvas de captación con realce rápido y meseta posterior en estudio dinámico [7]. El empleo de secuencia potenciada en difusión permite detectar valores de coeficiente de difusión aparente (ADC) mayores que en otro tipo de lesiones benignas y otras neoplasias [8, 9]. El TMB multifocal es muy poco frecuente y suele darse en casos recidivantes (Figura 2).

El TUMOR MIXTO BENIGNO DE LA GLÁNDULA SUBMAXILAR es la neoplasia más frecuente de esta glándula, manifestándose en RM como nódulos de pequeño tamaño bien delimitados de baja señal en secuencias potenciadas en T1 y alta intensidad en secuencias potenciadas en T2 o bien como grandes masas multiloculares heterogéneas debido a restos hemorrágicos, calcificaciones o áreas de necrosis [2].

El TUMOR DE WARTHIN es otro tipo de neoplasia benigna originada a partir del tejido presente en ganglios intra y periparotídeos. Generalmente se localiza en la cola parotídea, ángulo mandibular. Se trata del segundo tumor más frecuente en esta glándula, afecta principalmente a pacientes fumadores con igualdad entre sexos. En un 20% de casos es multifocal, pudiendo ser bilateral (Figura 3). En resonancia muestra aspecto heterogéneo con presencia de áreas quísticas de señal variable en secuencias potenciadas en T1 (en función de la existencia de posibles restos hemorrágicos o proteináceos) y alta intensidad en secuencias potenciadas en T2, más evidente con técnicas de saturación grasa [10]. El realce del componente sólido tras la administración de contraste intravenoso muestra curva de captación con ascenso rápido y lavado posterior rápido [11]. Los valores de ADC son más próximos a los identificados en carcinomas.

El SCHWANNOMA parotídeo puede presentar características similares a los tumores previamente descritos, no siendo muchas veces posible discernir entre ellos mediante técnicas de imagen. Resulta útil tratar de identificar una posible relación entre este tumor y el agujero estilomastoideo, alcanzando el conducto del nervio facial [2].

TUMORES MALIGNOS
En cuanto a la patología maligna de parótida cabe destacar el TUMOR MIXTO MALIGNO (TMM) que surge generalmente a partir de un tumor mixto benigno preexistente y menos frecuentemente *de novo* (TMM verdadero). De ahí la importancia del tratamiento quirúrgico de los TMB [12].
Presenta una señal heterogénea fundamentalmente en secuencias potenciadas en T2. En casos precoces resulta difícil de distinguir de TMB circundante, con alta señal en estas secuencias. Los TMM se comportan como masas agresivas que invaden extensamente las estructuras colindantes.

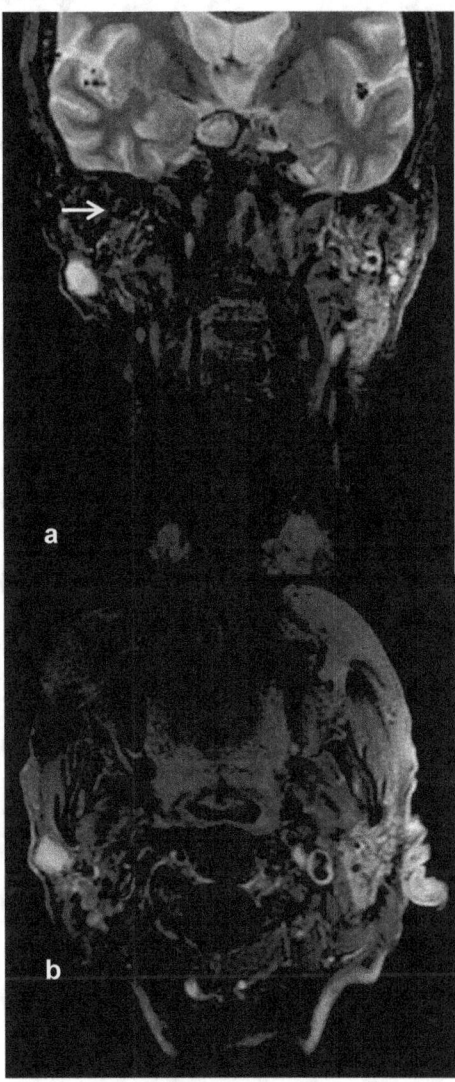

Figura 2. Resonancia magnética de glándulas salivales. Imagen STIR en plano coronal donde se aprecia nódulo hiperintenso bien definido (flecha) situado en la glándula parótida derecha (a). Tras la administración de contraste se aprecia realce homogéneo de la lesión (b). Sugiere tumor mixto (adenoma pleomorfo), confirmado por punción aspiración con aguja fina (PAAF).

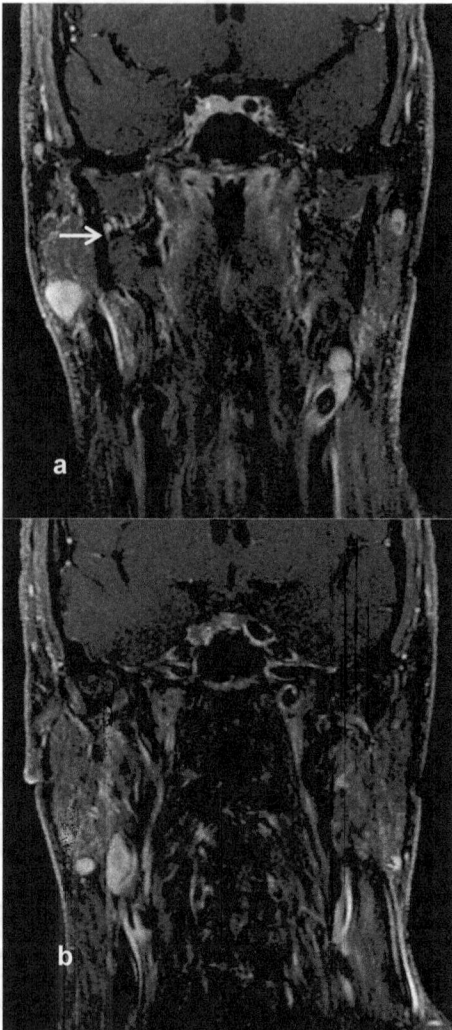

Figura 3. Resonancia magnética de glándulas salivales. Imágenes de secuencia potenciada en T1 poscontraste en plano coronal mostrando la existencia de tres lesiones nodulares (flechas) en el seno de la glándula parótida derecha en el contexto de probable tumor de Warthin multifocal.

El CARCINOMA MUCOEPIDERMOIDE de parótida (CME) es el tumor parotídeo maligno primario más frecuente, se encuentra conformado por células mucosecretoras y células epidermoides del epitelio ductal. La mayoría se localiza en la parótida, en pacientes de mediana edad, pero puede surgir en cualquier glándula salival. Se diferencian dos grados histológicos, bajo y alto grado, de los que va a depender la supervivencia y los índices de recidiva. En el segundo caso se trata de masa invasiva con adenopatías asociadas, pudiendo existir diseminación perineural (VII par) [2,13]. En el primer caso es importante el diagnóstico diferencial con el TMB [14].

En resonancia se aprecia baja intensidad de señal en secuencias potenciadas en T1 y señal heterogénea en secuencias potenciadas en T2 en tumores de bajo grado y señal intermedia en los de alto grado en ambas secuencias. En estos últimos el realce tras la administración de gadolinio intravenoso es heterogéneo, delimitando con mayor claridad la diseminación perineural, principalmente en secuencias con saturación grasa.

La restricción es mayor en secuencia potenciada en difusión, con valores de ADC inferiores a los presentes en el TMB.

Las recidivas tardías son frecuentes, es importante un seguimiento a largo plazo del paciente.

El CARCINOMA ADENOIDE QUÍSTICO de parótida (CAQ) es la segunda neoplasia primaria más frecuente, distinguiendo también alto y bajo grado, en función de si se trata de una masa infiltrante o no.

En RM son hipointensos o de intensidad intermedia en secuencias potenciadas en T1 y T2, inferior a mayor grado. La captación de contraste intravenoso es homogénea en ambos grados [2]. Es la neoplasia de cabeza y cuello más propensa a la diseminación perineural (III y VII pares craneales, pudiendo existir parálisis de los mismos) [13, 15].

La tasa de recidiva a largo plazo es alta, con posible infiltración secundaria de pulmón y hueso, por lo que requieren seguimiento prolongado y RT postquirúrgica excepto los de bajo grado.

El CARCINOMA DE LA GLÁNDULA SUBMAXILAR aparece en resonancia como una masa infiltrante a partir de la glándula, fija en el ESM [2].

Puede identificarse también afectación de las glándulas salivales por el LINFOMA NO HODGKIN, bien en forma de linfoma ganglionar (primario o sistémico) con múltiples masas intraparotídeas bien definidas y con realce homogéneo en RM tras la inyección de contraste intravenoso, o bien en forma de linfoma primario parenquimatoso, de aspecto infiltrante sólido quístico. Resultan muy útiles las secuencias potenciadas en T2 con supresión grasa [16].

Es frecuente observar adenopatías circundantes y a otros niveles cervicales. Puede ser el resultado de complicación del síndrome de Sjögren [2].

Las METÁSTASIS GANGLIONARES INTRAGLANDULARES parotídeas pueden aparecer en tumores como melanoma o el carcinoma espinocelular. La RM es la técnica de elección para su valoración. Las metástasis ganglionares pueden ser homogéneas, con borde bien o mal definido (diseminación extraganglionar) o heterogéneas por necrosis central [17]. De igual modo puede presentarse el carcinoma epidermoide de la cavidad oral con afectación de ganglios del espacio submandibular [2, 18] (Figura 4).

MISCELÁNEA
- SÍNDROME DE SJÖGREN, en el contexto de patología autoinmune, más frecuente en mujeres, con disfunción salival. Se aprecia aumento de tamaño de las glándulas salivales mayores, múltiples lesiones focales intraglandulares y calcificaciones. Realce heterogéneo [19] (Figura 5).
- TEJIDO SALIVAL ACCESORIO DEL ESPACIO SUBMAXILAR: aparece como nódulo o masa de aspecto similar a glándula submaxilar adyacente en cuanto a señal y realce poscontraste. Suele localizarse anterior a la glándula y caudal al músculo milohioideo.
- APLASIA E HIPOPLASIA DE LA GLÁNDULA SUBMAXILAR.

DISCUSIÓN

Los estudios de RM permiten una buena valoración de la anatomía glandular y al igual que las exploraciones de TC demuestran la existencia de adenopatías y de litiasis. No obstante, la resonancia es la técnica de elección para la valoración de la patología neoplásica. La abundante cantidad de tejido graso en la parótida hace que la glándula sea hiperintensa tanto en secuencias potenciadas en T1 como en T2. En cambio, la proporción de tejido adiposo es menor en la glándula submaxilar por lo que aparece menos hiperintensa en dichas secuencias [3].

Las secuencias potenciadas en T1 permiten reconocer los tumores hipointensos frente al tejido glandular normal. También se emplea la técnica de saturación grasa en las secuencias potenciadas en T1 tras administrar contraste para conseguir una óptima valoración de la extensión extraglandular de proceso anulando la señal de la médula ósea y de la cortical de la mandíbula, maxilar y base del cráneo, facilitando la identificación de áreas de infiltración tumoral y posible diseminación perineural, principalmente a través del VII par craneal [13].

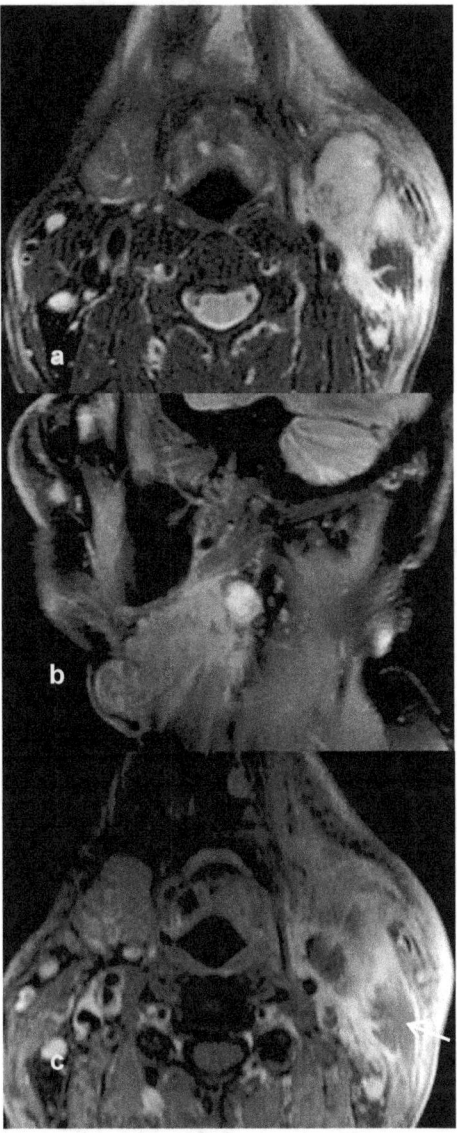

Figura 4. Resonancia magnética cervical. Lesión en el espacio submandibular que se extiende al tejido celular subcutáneo en sentido anterior y al espacio carotídeo en sentido posterior en secuencia potenciada en T2 con supresión grasa en plano axial (a). En secuencia potenciada en DP en plano sagital también se pone de manifiesto su gran volumen (b). Tras la administración de gadolinio intravenoso muestra realce heterogéneo perdiendo plano de clivaje con ambas carótidas y con el músculo esternocleidomastoideo; probables adenopatías necrosadas asociadas (c). Los hallazgos sugieren metástasis en el espacio submandibular izquierdo, en paciente con antecedentes de neoplasia de lengua.

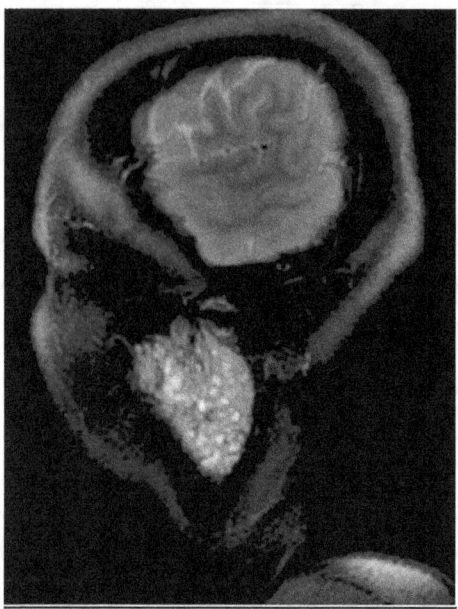

Figura 5. Resonancia magnética de glándulas salivales. Imagen de RM en plano sagital, potenciada en T2, con técnica de supresión grasa, donde se aprecia aumento de tamaño de la glándula parótida con múltiples focos de aumento de señal en su parénquima, de distribución difusa. Plantea diagnóstico diferencial entre proceso inflamatorio-infeccioso crónico y enfermedad autoinmune, posible síndrome de Sjögren.

El nervio facial y los conductos intraparotídeos se identifican mejor con técnicas de alta resolución, con adquisición volumétrica, eco de gradiente, con supresión grasa.

En general las recomendaciones en el protocolo de estudio de RM de las glándulas salivales incluyen secuencias potenciadas en T1 en plano axial y sagital, secuencia potenciada en T2 en plano axial, pudiendo añadir la misma secuencia con técnica de supresión grasa o bien imágenes STIR en plano axial y secuencia potenciada en T1 eco de gradiente 3D con supresión grasa sin y tras la administración de gadolinio intravenoso mediante la realización de estudio dinámico en cuatro fases (sin contraste, fase arterial a los 20 segundos tras la administración de contraste, fase parenquimatosa a los 60 segundos, fase de equilibrio a los 4 minutos).

El empleo de secuencia potenciada en difusión permite apoyar la etiología tumoral de determinadas lesiones y orientar hacia un determinado tipo de neoplasia en función de los valores del coeficiente de difusión aparente (CDA), más reducidos a mayor malignidad [8, 9, 12].

Es importante señalar la ventaja que supone la ausencia de utilización de radiaciones ionizantes, fundamentalmente en el caso de estudio de pacientes jóvenes, y que la incidencia de reacciones alérgicas por el uso de contraste es menor que la evidenciada en el empleo de contrastes yodados. Por otro lado, hay que tener en cuenta que no es posible su realización en caso de pacientes con claustrofobia o que por sus características no toleren largos tiempos de exploración, pacientes portadores de marcapasos o alérgicos a gadolinio en caso de ser necesaria la administración de medio de contraste.

El estudio de la patología glandular resulta crucial, haciendo hincapié en la valoración de enfermedad tumoral benigna con posibilidad de degeneración maligna, estableciendo un adecuado diagnóstico diferencial [14, 20], y en el análisis de procesos tumorales con alta tasa de recidiva a largo plazo, que hacen necesario un seguimiento radiológico a lo largo de varios años [2]. No obstante, en ocasiones resulta necesario el estudio anatomopatológico a través de biopsia de la lesión, no siendo posible establecer un diagnóstico específico únicamente a través de la exploración radiológica.

CONCLUSIONES

- Los estudios de resonancia, a través de la realización de secuencias multiplanares ofrecen una visión exhaustiva y completa de la anatomía y patología glandular.
- Las secuencias potenciadas en T2 con supresión grasa o las secuencias de supresión grasa con técnica de inversión recuperación (STIR) y principalmente las secuencias potenciadas en T1 poscontraste con supresión grasa resultan de gran utilidad para diferenciar la patología tumoral.
- Supone una ventaja frente al empleo de radiaciones ionizantes.
- Es fundamental realizar un adecuado diagnóstico diferencial entre los diferentes tipos tumorales y un minucioso análisis en sucesivos controles a largo plazo que permita la detección de posibles recidivas y un tratamiento óptimo.
- En algunos casos, resulta imposible discernir entre algunos tipos tumorales a través de la imagen, lo que hace necesaria la biopsia de la lesión.

BIBLIOGRAFÍA

1. Som PM, Curtin HD. Head and Neck imaging. 4th ed. Mosby 2003.

2. Harnsberger HR, Glastonbury CM, Michel MA, Koch BL. Diagnostic Imaging: Head and Neck. Amirsys. 2nd edition. 2011.

3. De Juan M, Azpeitia J. (coordinadores). Radiología de cabeza y cuello. Actualizaciones SERAM. Elsevier España S.L. 2012.

4. Capss EF, Kinsella JK, Gupta M, Bhatki M, Opatowsky J. Emergency Imaging Assesment of Acute, Nontraumatic Conditions of Head and Neck. Radiographics. 2010;30:1335-52.

5. Yousem DM, Kraut Ma, Chalian AA. Major Salivary Gland Imaging. Radiology. 2010;216:19-29.

6. Becker M, Marchal F, Becker CD, Dulgueroy P, Georgakopoulos G, Lehman W et al. Sialolithiasis and Salivary Ductal Stenosis: Diagnostic Accuracy of MR Sialography with a Three-dimensional Extended-Phase Conjugate-Symmetry Rapid Spin-Echo Sequence. Radiology. 2000;217:347-58.

7. Zaghi S, Hendizadeh L, Hung T, Farahvar S, Abemayor E. MRI criteria for the diagnosis of pleomorphic adenoma: a validation study. Am J Otolaryngol. 2014;35(6):713-8.

8. Eida S, Sumi M, Sakinama N, takahashi H, Nakamura T. Apparent difusión coefficient mapping of salivary gland tumors: prediction of different histologic subtypes possible? AJNR Am J Neuroradiol. 2009;30:591-6.

9. Yabuuchi H, Matsuo Y, Kamitani T, Setoguchi T, Okafuji T, Soeda H et al. Parotid gland tumors: can addition of diffusion-weighted MR imaging to dynamic contrast-enhanced RM imaging improve disgnostic accuracy in characterization? Radiology. 2008;249:909:16.

10. Ikeda M, Motoori K, Hanazawa T, Nagai Y, Yamamoto S, Ueda T et al. Warthin tumor of the parotid gland: diagnostic value of MR imaging with histopathologic correlation. AJNR Am J Nauroradiol. 2004;25:1256-62.

11. Aghaghazvini L, Salahshour F, Yazdani N, Sharifian H, Kooraki S, Pakravan M et al. Dynamic contrast-enhanced MRI for differentiation of major salivary glands neoplasms, a 3-T MRI study. Dentomaxillofac Radiol. 2015;44(2):20140166.

12. Kato H, Kanematsu M, Mizuta K, Ito Y, Hirose Y. Carcinoma ex pleomorphic adenoma of the parotid gland: radiologic-pathologic correlation with MR imaging including diffusion-weighted imaging. AJNR Am J Neuroradiol. 2008;29:865-7.

13. Maroldi R, Farina D, Borghesi A, Marconi A, Gatti E. Perineural tumor spread. Neuroimaging Clin N Am. 2008;18:413-29.

14. Tartaglione T, Botto A, Sciandra M, Gaudino S, Danieli L, Parrilla C, et al. Differential diagnosis of parotid gland tumours: which magnetic resonance findings should be taken in account? Acta Otorhinolaryngol Ital. 2015;35(5):314-20.

15. Ayadi K, Ayadi L, Daoud E, Mnif Z, Ben Mahfoudh K, Boudawara T, et al. Adenoid cystic carcinoma of the parotid with facial nerve invasion. Tunis Med. 2010;88(1):46-8.

16. Zhu L, Wang P, Yang J, Yu Q. Non-Hodgkin lymphoma involving the parotid gland: CT and MR imaging findings. Dentomaxillofac Radiol. 2013;42(9):20130046.

17. Harada H, Omura K. Metastasis of oral cancer to the parotid node. Eur J Surg Oncol. 2009;35(8):890-4.

18. Kruse A, Grätz KW. Evaluation of metastases in the submandibular gland in head and neck malignancy. J Craniofac Surg. 2009;20(6):2024-7.

19. Ren YD, Li XR, Zhang J, Long LL, Li WX, Han YQ. Conventional MRI techniques combined with MR sialography on T2-3D-DRIVE in Sjögren syndrome. Int J Clin Exp Med. 2015;8(3):3974-82.

20. Eida S, Sumi M, Nakamura T. Multiparametric magnetic resonance imaging for the differentiation between benign and malignant salivary gland tumors. J Magn Reson Imaging. 2010;31:673-9.

eISSN 2444-7986
DOI: https://doi.org/10.14201/orl201784.15690

Caso clínico

RINOSCLEROMA. DESCRIPCIÓN DE UN CASO

Rhinoscleroma. A case report

Luis Enrique SÁNCHEZ-SIERRA; Carlos Felipe MATUTE-MARTÍNEZ; Daniel Martín BARAHONA-LÓPEZ; Miguel BANDES; Ana Raquel URBINA; Flor GIRÓN

Universidad Nacional Autónoma de Honduras. Facultad de Ciencias Médicas. Tegucigalpa. Honduras.

Correspondencia: daniel200706@hotmail.com

Fecha de recepción: 28 de enero de 2017
Fecha de aceptación: 16 de febrero de 2017
Fecha de publicación: 18 de febrero de 2017
Fecha de publicación del fascículo: 1 de diciembre de 2017

Conflicto de intereses: Los autores declaran no tener conflictos de intereses
Imágenes: Los autores declaran haber obtenido las imágenes con el permiso de los pacientes
Política de derechos y autoarchivo: se permite el autoarchivo de la versión post-print (SHERPA/RoMEO) Licencia CC BY-NC-ND. Licencia Creative Commons Atribución-NoComercial-SinDerivar 4.0 Internacional Universidad de Salamanca. Su comercialización está sujeta al permiso del editor

RESUMEN	Introducción: El rinoscleroma es una patología crónica rara descrita en 1870 por Von Hebra ocasionada por Klebsiella pneumoniae subespecie rhinoscleromatis. Descripción: Paciente varón de 24 años con tumor en ambas fosas nasales de cuatro años de evolución. Discusión: El rinoscleroma es una enfermedad lentamente progresiva que se presenta en tres etapas: atrófica, granulomatosa y fibrótica. Conclusiones: El diagnóstico adecuado permite un manejo clínico y tratamiento médico oportuno.
PALABRAS CLAVE	escleroma respiratorio; rinoscleroma; klebsiella rhinoscleromatis; enfermedad granulomatosa
SUMMARY	Introduction: Rhinoscleroma is a rare chronic disease described in 1870 by Von Hebra caused by Klebsiella pneumoniae subspecies rhinoscleromatis. Description: A 24-year-old male patient with a tumor in both nostrils of four years of evolution. Discussion: Rhinoscleroma is a slowly progressive disease that occurs in three stages: atrophic, granulomatous and fibrotic. Conclusions: Adequate diagnosis allows clinical management and timely medical treatment.
KEYWORDS	respiratory scleroma; rhinoscleroma; klebsiella rhinoscleromatis; granulomatous disease

INTRODUCCIÓN

El rinoscleroma es una enfermedad rara, crónica, lentamente progresiva, granulomatosa e infecciosa del tracto respiratorio superior [1]. El término rinoscleroma fue acuñado por primera vez en 1870 por Von Hebra, quien describió una lesión nasal clasificándola como un tipo de sarcoma [2]. En 1877 Mikulicz describió en detalle las características histológicas del rinoscleroma, estableciendo su etiología inflamatoria y no neoplásica

[3]. Hasta el año 1882 Von Frish logró identificar el agente causal de la patología, la bacteria *Klebsiella rhinoscleromatis*, subespecie de *Klebsiella pneumoniae*, un diplobacilo Gram negativo encapsulado no móvil, perteneciente al subgrupo KES (*Klebsiella*, *Enterobacter* y *Serratia*) o *enterobacteriaceae* [1, 4]. El rinoscleroma es una enfermedad endémica en zonas tropicales y subtropicales, Europa del este, noreste africano, América Central, Sudamérica, Indonesia y países de Oriente Medio, además se presenta de forma esporádica en el resto del mundo fundamentalmente en zonas rurales y áreas de baja condición socioeconómica [1, 5]. La incidencia y prevalencia de la enfermedad es escasa sin embargo más de 16.000 casos se han registrado en diferentes partes del mundo desde 1960 [6].

Las características clínicas del rinoscleroma son más manifiestas durante la fase granulomatosa, los cambios histológicos más sobresalientes en esta fase se caracterizan por infiltración de linfocitos, células plasmáticas, cuerpos de Russell y células de Mikulicz [5]. El cultivo bacteriano de las muestras de biopsia sigue siendo el método más útil para el diagnóstico de rinoscleroma (positivo en 50% de los pacientes en la etapa granulomatosa) [7], aunque también por medio de técnicas de inmunohistoquímica se puede detectar el antígeno *Klebsiela* tipo III [8].

Se presenta un caso de rinoscleroma en fosa nasal derecha y obstrucción parcial de la misma, con el objetivo de mostrar la importancia de identificar esta entidad en su etapa temprana e inicio oportuno del tratamiento para evitar compromiso de otras estructuras.

DESCRIPCIÓN

Paciente varón de 24 años de edad, campesino, procedente de Choluteca (Honduras) que presentaba historia de masa en fosa nasal derecha de 4 años de evolución, de crecimiento progresivo, acompañada de epistaxis espontánea y episodios de obstrucción nasal. El paciente afirmaba tener hábitos no saludables como tabaquismo, consumo de alcohol y marihuana, sin antecedentes personales ni familiares de la enfermedad.

Al examen físico se hallaron signos vitales dentro de parámetros normales, oídos con pabellones auriculares simétricos, conductos auditivos externos permeables y membranas timpánicas integras. Nariz con dorso asimétrico, desviación septal lateral hacia lado derecho, aumento de tamaño en dorso nasal derecho, masa en fosa nasal derecha de aspecto carnoso con restos hemáticos, sin rinorrea ni epistaxis activa en la rinoscopia anterior (Figura 1). La boca con buena apertura, sin lesiones en la mucosa; en cuello se encontraron adenopatías en cadena cervical posterior profunda derecha. El resto del examen físico estuvo dentro de parámetros normales.

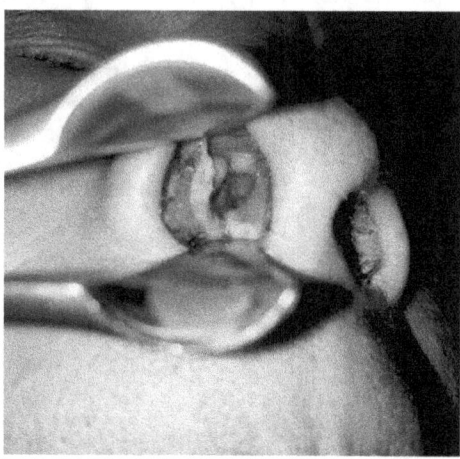

Figura 1. Masa en fosa nasal derecha de aspecto carnoso con restos hemáticos, sin rinorrea, ni epistaxis activa en la rinoscopia anterior.

Se realizaron estudios de imagen con tomografía axial computarizada con cortes axiales y coronales con espesor de 4mm, analizando las imágenes con ventana ósea y tejidos blandos. Se informó de masa en ambas fosas nasales de predominio derecho con obstrucción y desviación del tabique nasal, ocupando completamente la fosa nasal derecha y la región de las celdillas etmoidales inferiores, respetando las estructuras óseas del tabique y la pared medial de los senos maxilares, opacidad maxilar, de las celdillas etmoidales derechas y del seno esfenoidal derecho, el seno maxilar izquierdo se encontró limpio. El diagnóstico radiológico fue de tumoración en fosa nasal derecha con efecto de masa que produce desplazamiento del tabique nasal y opacidad del seno maxilar derecho, esfenoidal y etmoidales ipsilaterales. Se realizó biopsia de la lesión, las muestras fueron enviadas al departamento de patología. En los cortes examinados se identificaron nódulos revestidos de epitelio respiratorio, las regiones centrales presentaban tejido conectivo con abundantes células de Mikulicz e inflamación crónica y aguda inespecífica.

Los cortes histológicos mostraron agregados de macrófagos espumosos (células de Mikulicz) mezcladas con linfocitos y células plasmáticas con epitelio escamoso sin atipia (Figura 2). No se evidenciaron microorganismos con la tinción de Gram y ácido peryódico de Schiff (PAS). Las tinciones de inmunohistoquímica CD68 y vimentina fueron positivas en los macrófagos (Figura 2); CD10, CK AE1/AE3 y S100 fueron negativos. Posteriormente se envió para estudio inmunohistoquímico (Tabla 1) que reportó lesión compuesta por agregados de histiocitos sin atipia con citoplasma claro y en área granular eosinofílica, entremezclados con abundantes linfocitos y células plasmáticas, se identificaron ocasionales vasos con infiltrado neutrofílico en su pared.

nasales con 1 litro de agua, 20 ml de peróxido de hidrógeno (agua oxigenada) y 15 ml de bicarbonato de sodio al 7,5%, en ambas fosas nasales. El tratamiento definitivo fue cirugía endoscópica naso-sinusal (CENS) resecando completamente el tejido patológico encontrado.

Tabla 1. Características inmunohistoquímicas

Marcadores	Resultado
CD68	Positivo membranoso en los histiocitos
CD10	Negativo
CKAE1/ AE3	Negativo
Melan A	Negativo
Vimentina	Positivo en los histiocitos
Actina	Positivo en las paredes vasculares

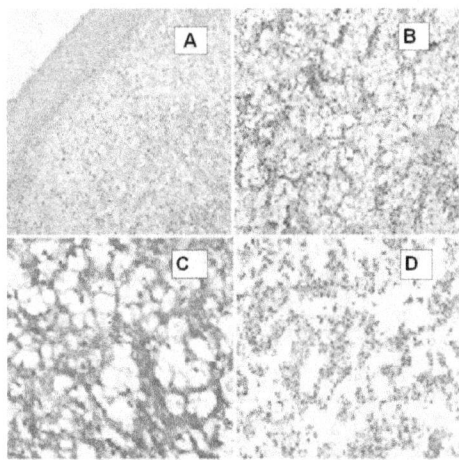

Figura 2. Agregados de histiocitos espumosos (células de Mikulicz). A- Tejido parcialmente cubierto por epitelio escamoso sin atipia, bajo el que se identifican numerosos histiocitos (HE 4x). B- A mayor aumento se observa el infiltrado inflamatorio con predominio de histiocitos y linfocitos (HR 10x). C- Tinción de PAS, que muestra histiocitos espumosos, sin identificarse microorganismos (PAS 40x). D. Tinción de inmunohistoquímica para CD68 que muestra positividad marcada en los histiocitos espumosos.

La muestra enviada para cultivo microbiológico no reportó crecimiento bacteriano, en base a los hallazgos de laboratorio, histopatológicos y de inmunohistoquímica se estableció el diagnóstico de rinoscleroma nasal.

Se pautó tratamiento antibiótico con ciprofloxacino a dosis de 500 mg vía oral cada 12 horas que continuó hasta 17 días y diclofenaco a dosis de 75 mg vía oral cada 12 horas y lavados

DISCUSIÓN

El rinoscleroma es una enfermedad lentamente progresiva con inicio insidioso y curso indolente. Presenta mayor incidencia en el sexo femenino (relación 13:1), afecta predominantemente la cavidad nasal (95 a 100% de los casos), pudiendo afectar también la nasofaringe (18% a 43%), laringe (15% a 40%), tráquea (12%) y bronquios (2% a 7%). Otras áreas que pueden verse involucradas son la cavidad oral, senos paranasales, y tejidos blandos de los labios y la nariz. En raros casos se extiende a la órbita [5, 9, 10]. En este caso la presentación del rinoscleroma fue con predominio en fosa nasal derecha y sin afectación de otras estructuras.

La enfermedad se clasifica clinicopatológicamente en tres etapas:
1. Una etapa inicial o catarral (atrófica), la que se caracteriza por la presencia de sintomatología similar al resfriado común, con obstrucción de una o ambas fosas nasales. En esta etapa es posible observar hipertrofia de la membrana mucosa.
2. Una segunda etapa proliferativa donde disminuyen los síntomas de resfriado. Aquí predomina la reacción granulomatosa, la cual puede progresar en forma variable hasta afectar faringe y laringe pudiendo ocasionar dificultad respiratoria.
3. La etapa final (esclerótica) consiste en el depósito de colágeno, llevando así a la fibrosis con distorsión anatómica de las estructuras afectadas durante los estadios anteriores [6, 9, 11].

Este paciente se presentó en fase proliferativa o granulomatosa, con carencia de síntomas de resfriado, sin afectación de estructuras adyacentes de la vía aérea, se intervino quirúrgicamente por medio de CENS y días después presentó estenosis secundaria en fosa nasal derecha la cual fue corregida posteriormente.

El agente *K. pneumoniae* subespecie *rhinoscleromatis* no se encuentra normalmente en secreciones nasales por lo que su obtención en medio de cultivo de McConkey es diagnóstica de la enfermedad. A pesar de lo anterior esto solo es posible en un 50-60% de los casos [12]. Las características clínicas del rinoscleroma nasal son más floridos durante la fase granulomatosa, de igual forma los cambios histológicos para el diagnóstico son más prominentes en esta fase, la cual se caracteriza por infiltración de linfocitos, células plasmáticas, cuerpos de Russell y células de Mikulicz —estas son un criterio histopatológico patognomónico del rinoscleroma—. En un estudio retrospectivo realizado en Egipto se concluyó que el predominio de células plasmáticas y ausencia de eosinófilos en biopsias de pacientes con síntomas nasales crónicos debe plantear la posibilidad de rinoscleroma independientemente de la detección de células de Mikulicz en particular en zonas endémicas [5].

Se deberá realizar el diagnóstico diferencial en estadios tempranos con rinosinusitis bacteriana crónica y rinitis atrófica, y, en estadios tardíos, con tuberculosis, actinomicosis, lepra, paracoccidioidomicosis, sífilis secundaria, leishmaniasis cutánea, rinosporidiosis, sarcoidosis, granulomatosis de Wegener, granuloma facial, linfomas, sarcomas, carcinoma epidermoide y pólipos nasales [9, 13]. En este caso, al estudio histopatológico realizado en los cortes de tejido examinados, se identificaron nódulos revestidos de epitelio respiratorio, las regiones centrales presentaron tejido conectivo con abundantes células de Mikulicz e inflamación crónica y aguda inespecífica y marcadores de inmunohistoquímica propios de la enfermedad con positividad para CD68.

El tratamiento farmacológico de elección para el tratamiento microbiano empírico son las fluoroquinolonas como el ciprofloxacino por un periodo de seis meses, debido a su excelente actividad contra bacilos Gram negativos, eficacia intracelular, baja toxicidad, excelente penetración al tejido, concentración dentro de los macrófagos y buena tolerancia [11, 13, 14]. Como segunda opción se emplean tetraciclinas por igual periodo o hasta obtener un resultado de cultivo negativo en biopsia nasal, se ha observado que el empleo de ciprofloxacino junto con rifampicina ha permitido alcanzar concentraciones altas en macrófagos y secreciones nasales [12, 15, 16]. Si la presencia de tejido fibroso ocasiona obstrucción grave o deformación de las fosas nasales, se recomienda la extirpación quirúrgica del tejido a través de la cirugía endoscópica [13, 16]. En el caso descrito, el tratamiento antibiótico facilitó una evolución satisfactoria y se realizó cirugía para resecar completamente la masa de tejido fibroso secundaria a rinoscleroma que ocupaba completamente la fosa nasal derecha y región de las celdillas etmoidales inferiores.

CONCLUSIONES

El rinoscleroma es una entidad poco frecuente pero es necesario tenerla presente cuando un paciente proveniente de una zona endémica de la enfermedad se presenta con una lesión en fosas nasales, sin causa traumática evidente. Un diagnóstico adecuado permite un manejo clínico y tratamiento médico oportuno, los cuales mejoran el pronóstico.

BIBLIOGRAFÍA

1. Ortega JR, Velasco FJ, Santamaría SF. Rinoscleroma. Una entidad a considerar en la rutina diaria del patólogo. Rev Esp Patol. 2016;49(1):32-6.
2. Von Hebra F. Uber ein eigenthumliches neugebilde an der nase: rhinosklerom: nebst histologischem befunde von Dr M Kohn. Wien Med Wochenschr. 1870;20:1–5.
3. Mikulicz J. Uber das Rhinosklerom (Hebra). Langenbechs Arch Klin Chir. 1877;20:485–534.
4. Von Frisch A. Zur Aetiologie des Rhinoscleroms. Wien Med Wochenschr. 1882;32:969-82.
5. Ahmed ARH, El-badawy ZH, Mohamed IR, Abdelhameed WA. Rhinoscleroma: a detailed histopathological diagnostic insight. Int J Clin Exp Pathol. 2015;8(7):8438-45.
6. Hart CA, Rao SK. Rhinoscleroma. J Med Microbiol. 2000;49(5):395-6.
7. Gumprecht TF, Nichols PW, Meyer PR. Identification of rhinoscleroma by immunoperoxidase technique. Laryngoscope. 1983;93(5) 627–9.
8. Meyer PR, Shum TK, Becker TS, Taylor CR. Scleroma (Rhinoscleroma). A histologic immunohistochemical study with bacteriologic correlates. Arch Pathol Lab Med. 1983;107 (7):377-83.

9. Alcalá Pérez D, Arias AC, Navarrete G. Rinoescleroma. Comunicación de un caso. Dermatología Rev Méx. 2009;53(3):156-9.

10. Ollague JM, Avilez IT. Rinoescleroma: Caso Clínico. Rev Ecuator Dermatol [en línea]. 2003 [citado 12 Feb 2017]; 1 (1): [1 páginas]. Disponible en: http://www.medicosecuador.com/revistadermatologia/vol1num1/rinoescleroma.html.

11. De Pontual L, Ovetchkine P, Rodríguez D, Grant A, Puel A, Bustamante J, et al. Rhinoscleroma: a French national retrospective study of epidemiological and clinical features. Clin Infect Dis. 2008;47(11):1396-402.

12. Segura-Vílchez J, González-Rojas P, Retana-Moreira L. Rinoescleroma. Acta Méd Costarric. 2013;55(1):53-5.

13. Navazo Eguía AI, García Vicario F. Rinoescleroma. Acta Otorrinolaringol Esp. 2010;61(2):160-2.

14. Bhowate RR, Degwekar S, Rawlani S, Dangore S. Rhinoscleroma with involvement of the maxillary sinus, orbital floor, and temporomandibular joint: a case report. J Oral Maxillofac Surg.2012;70 (1):135-40.

15. Méndez Gonzaga O, López Chavira A. Ciprofloxacina en el tratamiento de la rinoescleroma respiratoria. Rev Sanid Milit Mex. 2001;55 6):256-60.

16. Del Villar U M, Vallejos U MP, Arregui R, Vega C C, Medina G D. Rinoescleroma, una enfermedad rara en Chile: Reporte de un caso clínico. Rev Otorrinolargol Cir Cabeza Cuello. 2004;64:127-33.

eISSN 2444-7986
DOI: https://doi.org/10.14201/orl201784.15691

Caso clínico

TRAQUEOBRONCOPATÍA OSTEOCONDROPLÁSICA. DESCRIPCIÓN DE UN CASO

Tracheobronchopathia osteochondroplastica. A case report.

Candelas ÁLVAREZ-NUÑO; Raquel FERNÁNDEZ-MORAIS; Sara FERNÁNDEZ-CASCÓN; Luis Ángel VALLEJO-VALDEZATE

Servicio de Otorrinolaringología y CCC. Hospital Universitario Río Hortega. Valladolid. España.

calvareznuno@hotmail.com

Fecha de recepción: 28 de enero de 2017
Fecha de aceptación: 20 de febrero de 2017
Fecha de publicación: 22 de febrero de 2017
Fecha de publicación del fascículo: 1 de diciembre de 2017

Conflicto de intereses: Los autores declaran no tener conflictos de intereses
Imágenes: Los autores declaran haber obtenido las imágenes con el permiso de los pacientes
Política de derechos y autoarchivo: se permite el autoarchivo de la versión post-print (SHERPA/RoMEO)
Licencia CC BY-NC-ND. Licencia Creative Commons Atribución-NoComercial-SinDerivar 4.0 Internacional
Universidad de Salamanca. Su comercialización está sujeta al permiso del editor

RESUMEN	Introducción y objetivo: Presentamos el caso clínico de una paciente diagnosticada de traqueobroncopatía osteocondroplásica(TOC). Revisamos la literatura existente. Descripción: Paciente mujer que consulta por halitosis secundaria a rinitis crónica atrófica unilateral. En el estudio nasofibroscópico se observan lesiones nodulares perladas en fosa nasal y tráquea. Solicitamos pruebas de imagen que describen de manera precisa estas lesiones a nivel traqueal. Resultados: Las imágenes endoscópicas y las pruebas radiológicas sugieren el diagnostico de TOC concomitante con rinitis crónica atrófica (ocena). Conclusiones: La TOC es una patología benigna. Cursa con lesiones y manifestaciones clínicas en vía aérea superior. Dada la infrecuencia de esta entidad hemos considerado justificada su publicación con el fin de dar a conocer esta entidad, cómo sospechar su diagnóstico, sus diagnósticos diferenciales y la posibilidad de manejo terapéutico.
PALABRAS CLAVE	traqueobroncopatía osteocondrodisplásica; tráquea; ocena; rinitis
SUMMARY	Introduction and objective: We present the clinical case of a patient diagnosed with tracheobronchopathia osteochondroplastica. We review the existing literature. Description: Patient woman consulting for halitosis secondary to chronic unilateral atrophic rhinitis. In the nasofibroscopic study, nodular lesions are seen in the nasal cavity and trachea. We request imaging tests that accurately describe these lesions at the tracheal level. Results: Endoscopic imaging and radiological evidence suggest the diagnosis of concomitant TOC with chronic atrophic rhinitis (ozena). Conclusions: Tracheobronchopathia osteochondroplastica is a benign pathology. Curses with lesions and clinical manifestations in the upper airway. Given the infrequency of this entity, we have considered its publication justified in order to publicize this entity, how to suspect its diagnosis, its possible differential diagnoses and the possibility of therapeutic management.
KEYWORDS	tracheobronchopathia osteochondroplastica; trachea; ozena; rhinitis

INTRODUCCIÓN

La traqueobroncopatía osteocondroplásica (TOC) es una enfermedad benigna e infrecuente. La incidencia real no es conocida, ya que a menudo cursa de forma asintomática o con sintomatología inespecífica [1]. Se caracteriza por la presencia de nódulos de aspecto perlado nacarado de consistencia osteocartilaginosa en submucosa de tráquea y bronquios principales, respetando de manera característica la pared membranosa posterior [2].

La etiopatogenia permanece siendo una incógnita, sin embargo, las enfermedades respiratorias crónicas, traumatismos, amiloidosis, silicosis se han postulado como posibles agentes relacionados con su desarrollo [3]. La TOC es una entidad que se asocia con patologías como timoma, rinitis crónica atrófica, linfomas, quistes epidérmicos y miastenia gravis. Es imprescindible hacer un buen diagnóstico diferencial respecto a las lesiones de la TOC sobre todo con lesiones calcificadas secundarias a tuberculosis, carcinomas fibromas, con la policondritis o la Enfermedad de Wegener. Presentamos un caso de TOC diagnosticado en nuestro hospital a raíz de un proceso de rinitis crónica atrófica, realizamos una revisión sobre esta entidad, de cómo llegar a este diagnóstico y de las posibilidades terapéuticas.

DESCRIPCIÓN

Mujer de 67 años sin antecedentes medicoquirúrgicos relevantes. Consultó por halitosis secundaria a una rinitis crónica atrófica unilateral y, de forma ocasional, disestesias supraesternales. Se realizó una rinofibrolaringoscopia en la que se objetivaron lesiones nodulares de aspecto perlado nacarado en *septum* nasal y luz traqueal de aspecto irregular con lesiones de aspecto semejante a las visualizadas en mucosa nasal (Figura 1). Se solicitó TAC cervicotorácico en la que se describieron imágenes nodulares calcificadas que protruían desde la submucosa traqueal hacia el lumen sin comprometer de manera relevante la vía aérea y respetando la pared posterior traqueal (Figura 2). Ante las imágenes endoscópicas y las pruebas radiológicas la paciente fue diagnosticada de TOC concomitante con rinitis crónica atrófica (ocena). Actualmente se encuentra en seguimiento clínico y, tras la mejoría de su rinitis crónica atrófica, la halitosis, motivo de su consulta, ha mejorado.

DISCUSIÓN

La TOC fue descrita por primera vez en 1855 por Rokitansky [4]. Constituye una entidad benigna, poco diagnosticada, que afecta las vías respiratorias superiores. Su progresión es lenta, pero puede evolucionar desde un estado asintomático, hasta una enfermedad devastadora, generando insuficiencia respiratoria secundaria a obstrucción mecánica severa de la vía aérea [5]. Predomina entre la cuarta y sexta décadas de la vida sin establecerse una mayor incidencia según el género [6]. Su etiología y patogenia no son bien conocidas [7].

Se caracteriza clínicamente por la presencia de nódulos submucosos protruyendo hacia la luz traqueal y bronquios principales, afectando sobre todo la pared anterior y lateral traqueobronquial, en ocasiones se puede comprometer la laringe y los bronquios distales, aunque esto es todavía más infrecuente [5]. Así mismo se observa una indemnidad en la totalidad de los casos de la pared membranosa posterior de la tráquea. Las manifestaciones clínicas son muy variables. La mayoría de los pacientes son asintomáticos. Entre las manifestaciones clínicas más frecuentes se encuentran la dificultad respiratoria con los esfuerzos y la tos crónica. Otras manifestaciones clínicas pueden ser la hemoptisis, tos seca, infecciones recurrentes del tracto respiratorio inferior, atelectasias y dificultad para la intubación. El diagnóstico diferencial ha de hacerse especialmente con la amiloidosis traqueobronquial, entidad que genera, a diferencia de la TOC, un compromiso de la pared posterior de la tráquea. No obstante, existen casos descritos en la literatura en que ambas entidades coexisten. Otros diagnósticos diferenciales posibles son los granulomas tuberculosos calcificados, papilomatosis, sarcoidosis endobronquial, policondritis recidivante y enfermedad de Wegener, todas ellas afectan (al igual que en la amiloidosis) a la pared traqueal posterior [8]. Autores como Lazor y Cordier [9] sugieren que debe investigarse la existencia de TOC en todo paciente con rinitis atrófica (ocena) que presenta tos, disnea, hemoptisis, sensación de opresión torácica o infecciones traqueobronquiales recurrentes. De hecho, existen a día de hoy autores [10] que han relacionado TOC con ocena pero que desconocen el sustrato etiopatogénico de esta relación.

El diagnóstico clínico de TOC no es fácil. Es probable que la incidencia de TOC sea mucho mayor a la conocida y descrita en la bibliografía [11] ya que es una condición que se diagnostica de forma incidental.

Los síntomas (cuando se presentan) se superponen con los de otras patologías más frecuentes y la TOC no es tenida en cuenta, la mayor parte de las veces, como hipótesis diagnóstica. Para la confirmación del diagnóstico, autores como Prakash [5] sostienen que el diagnóstico de la TOC es endoscópico y que la biopsia no es necesaria. El diagnóstico definitivo se realiza por los hallazgos endoscópicos ya citados y aunque la biopsia no sea esencial para el diagnóstico, puede resultar muy útil para realizar un adecuado diagnóstico diferencial. Histopatológicamente se observa un acúmulo de fosfato cálcico en la submucosa de la vía aérea y proliferaciones benignas de hueso y cartílago produciendo las formaciones nodulares descritas. El tejido óseo puede estar calcificado o contener médula ósea hematopoyética. También es frecuente observar metaplasia escamosa de epitelio respiratorio [12]. Respecto a las pruebas de imagen, coincidimos con otros especialistas, tras la revisión bibliográfica realizada, que estas últimas tiene un papel importante principalmente de cara al diagnóstico diferencial. La TOC carece de tratamiento específico [13]. En la literatura se han discutido varios tipos de tratamientos, aunque no existe una evidencia demostrable. Entre las opciones se incluye la aplicación de Láser YAG endobronquial, resección quirúrgica, colocación de stents y tratamiento sintomático tal como corticoides inhalados [14]. En los casos de importante compromiso de vía aérea, se podría valorar la necesidad de una traqueotomía de urgencia. Todos los tratamientos médicos se consideran paliativos, ya que no existe un tratamiento definitivo para erradicar la TOC. Los pacientes pueden necesitar periódicamente tratamiento con antibióticos y expectorantes debido las complicaciones secundarias que desarrollan, atelectasias o infecciones respiratorias recurrentes.

CONCLUSIONES

El diagnóstico de sospecha de TOC se estableció por el aspecto característico de las lesiones observadas mediante rinofibrolaringoscopia y fue corroborado con las pruebas de imagen practicadas. Consideramos de interés la descripción de este caso clínico ya que presenta la coexistencia de lesiones de TOC y rinitis crónica atrófica. Dado el escaso número de publicaciones respecto a esta asociación patológica, creemos interesante recordar al especialista en Otorrinolaringología las características clínicas de esta entidad, insistiendo en su posible asociación entre estas dos entidades infrecuentes: rinitis crónica atrófica u ocena y traqueobroncopatía osteocondrodisplásica.

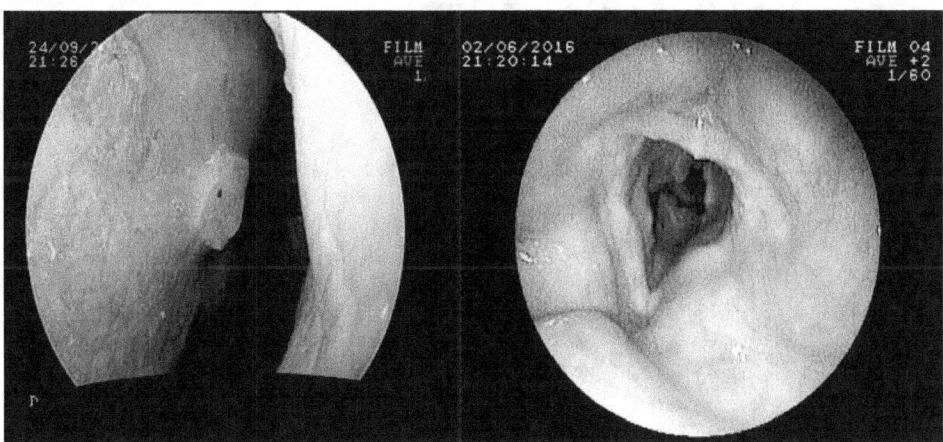

Figura 1. Traqueobroncopatía osteocondroplásica. Rinofibrolaringosocopia. Imagen nodular perlada en septum nasal sugestiva de calcificación submucosa (fosa nasal izquierda) e imágenes perladas de similar aspecto en mucosa traqueal.

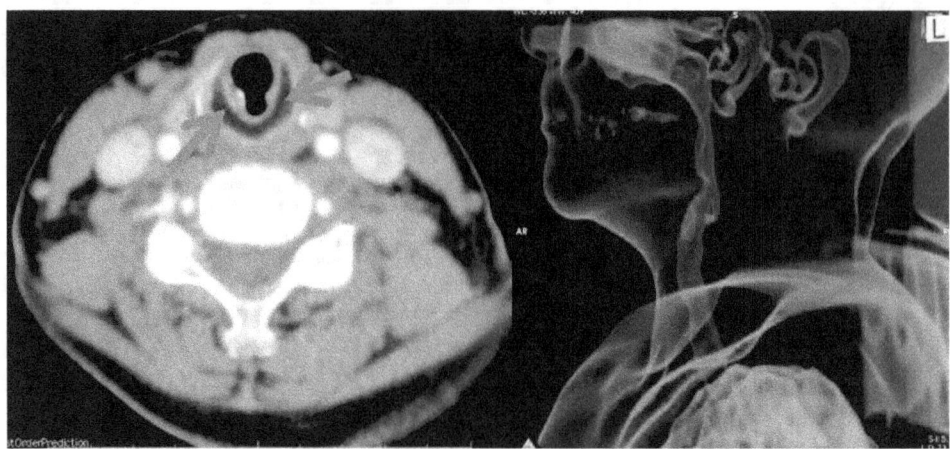

Figura 2. Traqueobroncopatía osteocondroplásica. Tomografía axial computarizada mostrando lesiones nodulares (flechas azules) compatibles con TOC. Reconstrucción 3D en que se objetiva irregularidad de luz traqueal.

BIBLIOGRAFÍA

1. Saint-Blancard P, Natali F, Vaylet F, Coutant G, L'Her P, Le Vagueresse R. [Osteochondroplastic tracheobronchopathy: 5 cases]. Rev Med Interne. 1997;18(11):882-7.

2. Luo S, Wu L, Zhou J, Xu S, Yang Q, Li Y, et al. Tracheobronchopathia osteochondroplastica: two cases and a review of the literature. Int J Clin Exp Pathol. 2015;8(7):8585-90.

3. Thakur A, Yang T, Chen T, Rana N, Zhu B, Wei X, et al. Atypical presentation of tracheobronchopathia osteochondroplastica: Is chronic inflammation a perpetrator? Med Princ Pract. 2013;22:503-5.

4. Chroneou A, Zias N, Gonzalez AV, Beamis JF Jr. Tracheobronchopathia osteochondroplastica. An underrecognized entity? Monaldi Arch Chest Dis. 2008;69(2):65-9

5. .Prakash UB. Tracheobronchopathia osteochondroplastica. Semin Respir Crit Care Med. 2002;23(2):167-75.

6. Abu-Hijleh M, Lee D, Braman Ss. Tracheobronchopathia osteochondroplastica: a rare large airway disorder. Lung. 2008;186:353-9.

7. Shigematsu Y, Sugio K, Yasuda M, Sugaya M, Ono K, Takenoyama M, et al. Tracheobronchopathia osteochondroplastica occurring in a subsegmental bronchus and causing obstructiva pneumonia. Ann Thorac Surg, 2005;80(5):1936-8.

8. Jabbardarjani HR, Radpey B, Kharabian S, Masjedi MR. Tracheobronchopathia osteochondroplastica: presentation of ten cases and review of the literature. Lung. 2008;186(5):293-7.

9. Lazor R, Cordier JF. Tracheobronchopathia osteochondroplastica. Orphanet encyclopedia. June 2004. Disponible en: https://www.orpha.net/data/patho/GB/uk-TO.pdf. [Citado el 20/02/2017].

10. Magro P, Garand G, Cattier B, Renjard L, Marquette C H, Diot P. Association of tracheo - bronchopathia osteochondroplastica and ozène. Rev Mal Respir. 2007;24:883.

11. White BD, Kong A, Southcott AM. Computed Tomography diagnosis of tracheobronchopathia osteochondroplastica. Australas Radiol. 2005; 49, 319-21.

12. Leske V, Lazor R, Coetmeur D, Crestani B, Chatté G, Cordier JF; Groupe d'Etudes et de Recherche sur les Maladies "Orphelines" Pulmonaires (GERM"O"P). Tracheobronchopathia osteochondroplastica: a study of 41 patients. Medicine. 2001;80:378–90.

13. Celedon C, De Grazia J. Traqueobroncopatía osteocondroplástica: reporte de un caso y revisión de la literatura. Rev. Otorrinolaringol. Cir Cabeza Cuello 2010; 70: 147-52.

14. Simmons C, Vinh D, Donovan DT, Ongkasuwan J. Tracheobronchopathia Ostechondroplastica. Laryngoscope. 2016 Sep;126(9):2006-9.

eISSN 2444-7986
DOI: https://doi.org/10.14201/orl201784.15783

Caso clínico

PARAGANGLIOMA MEDIASTÍNICO DETECTADO CON GAMMAGRAFÍA SPECT-TC CON [111]IN-PENTETREÓTIDA. DESCRIPCIÓN DE UN CASO

Mediastinal paraganglioma detected by [111]in-Pentetreotide scintigraphy and SPECT/CT. A case report

Luis Gonzaga DÍAZ-GONZÁLEZ[1]; Berta PÉREZ-LÓPEZ[1]; Yoana FRANCO-RODRÍGUEZ[2]; Ángel MUÑOZ-HERRERA[3]; Pilar TAMAYO-ALONSO[1,4]

Hospital Universitario de Salamanca. [1]Departamento de Medicina Nuclear. [2]Departamento de Anatomía Patológica. [3]Departamento de Otorrinolaringología. [4]IBSAL (Instituto de Investigación Biomédica de Salamanca). Salamanca. España.

Correspondencia: ludiagon@hotmail.com

Fecha de recepción: 22 de febrero de 2017
Fecha de aceptación: 11 de marzo de 2017
Fecha de publicación: 26 de marzo de 2017
Fecha de publicación del fascículo: 1 de diciembre de 2017

Conflicto de intereses: Los autores declaran no tener conflictos de intereses
Imágenes: Los autores declaran haber obtenido las imágenes con el permiso de los pacientes
Política de derechos y autoarchivo: se permite el autoarchivo de la versión post-print (SHERPA/RoMEO)
Licencia CC BY-NC-ND. Licencia Creative Commons Atribución-NoComercial-SinDerivar 4.0 Internacional
Universidad de Salamanca. Su comercialización está sujeta al permiso del editor

RESUMEN: Introducción: Los paragangliomas mediastínicos son tumores de baja incidencia que surgen de la cresta neural. Su diagnóstico diferencial incluye varias enfermedades malignas, por lo que su correcta caracterización es obligatoria para un adecuado tratamiento. La gammagrafía SPECT-CT con ^{111}In-pentetreótida puede detectar paragangliomas, principalmente en aquellos casos de localización atípica o no sospechada, y puede tener un papel significativo en el seguimiento de los pacientes diagnosticados con paraganglioma multifocal y familiar. Caso clínico: Se presenta un caso de un paraganglioma mediastínico medio extremadamente raro, detectado por gammagrafía y SPECT-CT con ^{111}In-pentetreótida en un paciente diagnosticado de historia multifocal y familiar de paraganglioma. La cirugía se realizó mediante esternotomía media y circulación extracorpórea. El examen patológico de la muestra quirúrgica mostró un tumor paraaórtico de bajo grado, positivo para cromogranina y sinaptofisina, citoqueratina AE1-AE3 negativo y Ki67 menor de 5%, compatible con paraganglioma. Actualmente, el paciente está libre de tumores, bajo supervisión clínica. Conclusions: La exploración con ^{111}In-pentetreótida demostró ser un método de diagnóstico útil debido a su potencial para explorar todo el cuerpo, por lo que permite localizar paragangliomas insospechados y de localización atípica. Este hallazgo sugiere que los pacientes diagnosticados con paraganglioma multifocal de cabeza y cuello deben someterse a un seguimiento periódico con ^{111}In-pentetreótida para detectar paraganglioma no sospechado.

PALABRAS CLAVE: paraganglioma mediastínico; ^{111}In-pentetreótida; quemodectoma

SUMMARY	Introduction: Mediastinal paragangliomas are low incidence tumors that arise from neural crest. Its diferential diagnosis include several malignant diseases, so its correct characterization is mandatory for an adecuate therapeutic management. ^{111}In-Pentetreotide scintigraphy/SPECT-CT can detect paraganglioma, mainly in those cases of atypical or unsuspected location, and may have a significant role in follow-up of those patients diagnosed with multifocal and familiar paraganglioma. Case: Here we report a case of an extremely rare middle mediastinal paraganglioma, detected by scintigraphy and SPECT-CT with ^{111}In-Pentetreotide in a patient diagnosed of multifocal and family history of paraganglioma. Surgery was carried out by median sternotomy and extracorporeal circulation. The pathological examination of the surgical specimen showed a para-aortic low-grade tumor, positive for chromogranin and synaptophysin, cytokeratin AE1-AE3 negative and Ki67 lower than 5%, compatible with paraganglioma. Currently, the patient is tumor free, under clinical monitoring. Conclusions: 111In- Pentetreotide scan proved to be a helpful diagnostic method because of its potential to explore full body, so It allows us to locate unsuspected and atypical location paragangliomas. This finding suggests that patients diagnosed with multifocal head and neck paraganglioma should undergo periodical follow-up with 111In-Pentetreotide scan to detect unsuspected paraganglioma.
KEYWORDS	mediastinal paraganglioma; ^{111}In-Pentetreotide scintigraphy; chemodectomas

INTRODUCCIÓN

Los paragangliomas son tumores neuroendocrinos de baja incidencia que expresan receptores de somatostatina, de los cuales el más frecuente el tipo 2 [1, 2]. Derivan de la cresta neural del sistema nervioso autónomo y generalmente son lesiones de naturaleza benigna y crecimiento lento, que pueden producir clínica compresiva o disfunción neurológica por afectación de nervios adyacentes. Su localización más habitual es cabeza y cuello, siendo el más frecuente de todos el glomus carotídeo o quemodectoma [3, 4].

Su diagnóstico se basa en pruebas de imagen como la resonancia magnética (RM), la tomografía computarizada (TC) o la angiografía. Una de las principales indicaciones diagnósticas de las pruebas de Medicina Nuclear es la sospecha de la existencia de paragangliomas en zonas de difícil acceso para la realización de biopsia y/o en casos de localizaciones atípicas, que obligan a establecer diagnósticos diferenciales con otras patologías [1].

Presentamos a continuación un caso de paraganglioma mediastínico, detectado mediante gammagrafía y SPECT-TC con ^{111}In-pentetreótida y posteriormente confirmado en anatomía patológica tras su resección quirúrgica.

DESCRIPCIÓN

Varón de 54 años diagnosticado en 1997 de paraganglioma familiar y multifocal (carotídeo bilateral y yugulotimpánico derecho). Fue intervenido quirúrgicamente con la escisión de todos los paragangliomas. Posteriormente, permaneció asintomático y sin evidencia de enfermedad residual ni recidiva (se siguió su evolución con técnicas estructurales TC y octreótido), siendo dado de alta en 2005. En 2013 acudió a nuestro centro para consulta de revisión. La otoscopia y la analítica no mostraron alteraciones, por lo que se solicitó gammagrafía con ^{111}In-pentetreótido para descartar resto o recidiva de paraganglioma. El estudio evidenció un foco de actividad en región yugular izquierda, compatible con recidiva de paraganglioma, por lo que se decidió revisión en un año.

En octubre de 2014 se realizó nuevo control gammagráfico evolutivo de la lesión, visualizándose el foco previamente descrito y otro de nueva aparición en mediastino (Figura 1). Las imágenes de fusión SPECT-TC mostraron una imagen nodular adyacente a aorta y tronco pulmonar (Figura 1). Ante este hallazgo, se realizó TC con contraste, en el cual se describió un nódulo de 15 x 18 mm en ventana aortopulmonar, adyacente a la raíz aórtica, que contacta con el seno coronario izquierdo. En la angiografía se objetivó irrigación del nódulo por rama septal. No se realizó RMN por presentar el paciente múltiples placas ferromagnéticas en ambos miembros inferiores, en relación con un accidente de tráfico sufrido 20 años antes.

Ante estos hallazgos, se decidió tratamiento quirúrgico de la lesión, mediante esternotomía media bajo circulación extracorpórea. El estudio anatomopatológico de la pieza operatoria evidenció tumor paraaórtico de bajo grado, positivo para cromogranina y sinaptofisina, negativo para citoqueratinas AE1-AE3 y Ki67 inferior al 5%, compatible con paraganglioma (Figura 2). Actualmente, el paciente se halla en revisiones libre de tumor.

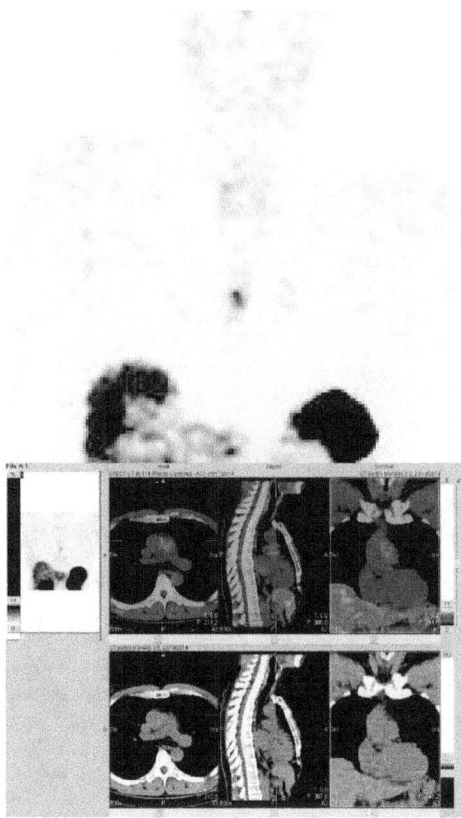

Figura 1. Paraganglioma aórtico. La gammagrafía y SPECT-TC con ^{111}In-Octreotide muestra un foco de actividad de baja intensidad en el mediastino, adyacente a la aorta ascendente. Se recomendó su filiación histológica.

pruebas de imagen estructural (TC, RMN). La gammagrafía planar y SPECT-TC con ^{111}In-pentetreótida presenta buenas cifras de sensibilidad (82%) y especificidad (97%) para la detección de paragangliomas de cabeza y cuello [3, 7, 8]. Los estudios PET con FDG son especialmente útiles en aquellos casos con gammagrafía negativa y mutación positiva para el gen succinato-deshidrogenasa (SDHx) [9]. En nuestro caso, la gammagrafía y SPECT-TC con ^{111}In-pentetreótida realizados al paciente, que mostraba pruebas bioquímicas negativas, permitió localizar el foco de actividad paraaórtico con precisión, lo que permitió su correcta escisión quirúrgica.

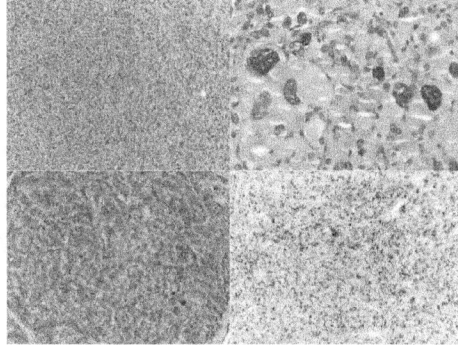

Figura 2. Su histología consiste en dos tipos celulares principales: células epiteliales (3A) y sustentaculares; Ambos tipos presentan un estroma altamente vascularizado. La presencia de atipia y pleomorfismo celular (3B) no son signo de agresividad, sino que se caracteriza por la presencia de necrosis, mitosis e invasión capsular. Sus características inmunohistoquímicas son: Positividad para sinaptofisina/cromogranina (3C) y células s-100 sustentaculares (3D) con un bajo índice de proliferación (Ki-67). La expresión de citoqueratinas (actina y desmina) fueron negativas. Estos hallazgos llevaron al diagnóstico de paraganglioma aórtico [10].

DISCUSION

Los casos de paraganglioma mediastínico son extremadamente infrecuentes. Dentro de este grupo, son más habituales los localizados en mediastino posterior, con origen en los ganglios paravertebrales, mientras que los ubicados en mediastino medio se originan en las cadenas ganglionares paraaórticas. Su infrecuencia obliga a establecer un diagnóstico diferencial con otras patologías como el timoma, el carcinoma tímico, metástasis o angiosarcoma. Sin embargo, estas patologías no expresan receptores de somatostatina, por lo que la gammagrafía con ^{111}In-pentetreótida puede excluirlas [5-7].

El diagnóstico de paraganglioma se establece en primera línea con el estudio de los parámetros bioquímicos y la valoración mediante

En definitiva, el caso expuesto demuestra la utilidad de la gammagrafía de receptores de somatostatina con ^{111}In-pentetreótida en la detección de paragangliomas, especialmente en casos de localización atípica y/o que presentan difícil acceso para la toma de biopsias. Este hallazgo sugiere que los pacientes diagnosticados de paraganglioma multifocal de cabeza y cuello deberían realizar seguimiento gammagráfico con ^{111}In-pentetreótida para detectar focos de localización insospechada.

BIBLIOGRAFÍA

1. Castillo-Berrio C, Castrillón M, Zelaya F, Ruíz D, Loira F, Nogueiras JM, et al. (111) In-octreotide SPECT-CT in head and neck paragangliomas. Rev Esp Med Nucl Imagen Mol. 2015;34(5):321-4.
2. Schmidt M, Fischer E, Dietlein M, Michel O, Weber K, Moka D, et al. Clinical value of somatostatin receptor imaging in patients with suspected head and neck paragangliomas. Eur J Nucl Med Mol Imaging. 2002;29(12):1571-80.
3. Tamayo P, Ruano R, Muñoz A. Diagnóstico y control evolutivo de los paragangliomas de cabeza y cuello. Aportaciones de la medicina nuclear. Acta Otorrinolaringol Esp. 2009;60:68–75.
4. Feijoo Cano C, Carranza Martinez JM, Rivera Rodríguez MI, Vázquez Berges I, Herrando Medrano M, Marco Luque MA. Tumores del cuerpo carotídeo. Experiencia en 22 años y protocolo de seguimiento y despistaje familiar. Angiologia. 2012;64:155–60.
5. Bano G, Sennik D, Kenchaiah M, Kyaw Y, Snape K, Tripathi V, et al. A case of co-existing paraganglioma and thymoma. Springerplus. 2015;21(4):632.
6. Mehta CK, Gillespie CT, Lin X, Yeldandi A, DeCamp M, Bharat A. Rare Middle Mediastinal Paraganglioma Mimicking Metastatic Neuroendocrine Tumor. Ann Thorac Surg. 2015;100(2):702-5.
7. Shibahara J, Goto A, Niki T, Tanaka M, Nakajima J, Fukayama M. Primary pulmonary paraganglioma: report of a functioning case with inmunohistochemical and ultrastructural study. Am J Surg Pathol 2004;28:825-9.
8. Bustillo A, Telischi F, Weed D, Civantos F, Angeli S, Serafini A, et al. Octreotide scintigraphy in the head and neck. Laryngoscope. 2004; 114: 434-40.
9. Därr R, Lenders JW, Hofbauer LC, Naumann B, Bornstein SR, Eisenhofer G. Pheochromocytoma-update on disease management. Ther Adv Endocrinol Metab. 2012;3:11-26.
10. Travis WD, Brambilla E, Burke AP, Marx A, Nicholson AG (Eds.). WHO Classification of Tumors of the Lung, Pleura, Thymus and Heart. IARC: Lyon, 2015.

eISSN 2444-7986
DOI: https://doi.org/10.14201/orl201784.16751

Caso clínico

MANIFESTACIONES ORALES DE LA SÍFILIS. CASO CLÍNICO

Oral manifestations of syphilis. Clinical Case

Ana Isabel NAVAZO-EGUÍA[1]; Elena RIOJA-PEÑARANDA[1]; Celina ECHEBARRIA-ITURBE[2]; Danilo TERÁN-MUÑOZ[1]; Cristina CORDERO-CIVANTOS[1]; Cristina IBAÑEZ-MUÑOZ[1]

[1]Servicio de Otorrinolaringología. [2]Servicio Anatomía Patológica. Hospital Universitario de Burgos. Burgos. España.

Correspondencia: navazoeguia@gmail.com

Fecha de recepción: 1 de julio de 2017
Fecha de aceptación: 18 de agosto de 2018
Fecha de publicación: 20 de agosto de 2018
Fecha de publicación del fascículo: 1 de diciembre de 2017

Conflicto de intereses: Los autores declaran no tener conflictos de intereses
Imágenes: Los autores declaran haber obtenido las imágenes con el permiso de los pacientes
Política de derechos y autoarchivo: se permite el autoarchivo de la versión post-print (SHERPA/RoMEO)
Licencia CC BY-NC-ND. Licencia Creative Commons Atribución-NoComercial-SinDerivar 4.0 Internacional
Universidad de Salamanca. Su comercialización está sujeta al permiso del editor

RESUMEN	Introducción: La sífilis es una enfermedad de transmisión sexual causada por la bacteria Treponema pallidum. Las manifestaciones orales de la sífilis no son frecuentes, pero pueden presentarse en todos sus estadios simulando otras enfermedades, retrasando el diagnóstico y tratamiento. Describimos el caso de un paciente con lesiones orales como manifestación de una sífilis secundaria. Discusión: las manifestaciones orales de la sífilis pueden simular otras lesiones orales más comunes, lo que dificulta y retrasa el diagnóstico y tratamiento correcto. Aunque las lesiones orales pueden manifestarse en todas las etapas se asocian principalmente con la sífilis secundaria. El diagnóstico definitivo se realiza generalmente mediante los tests serológicos, sin embargo, se precisa la sospecha clínica e histológica. Conclusión: Dada la creciente incidencia de la sífilis, representa un problema de salud pública y debe tenerse en cuenta en el diagnóstico diferencial de las lesiones orales en los pacientes sexualmente activos.
PALABRAS CLAVE	sífilis; manifestaciones orales; Treponema pallidum
SUMMARY	Introduction: Syphilis is a sexually transmitted disease caused by the bacterium Treponema pallidum. Oral manifestations of syphilis are not frequent but may occur in all stages simulating other diseases, delaying diagnosis and treatment. We describe the case of a patient with oral lesions as a manifestation of secondary syphilis. Discussion: oral manifestations of syphilis may mimic other more common oral mucosa lesions, going undiagnosed and with no proper treatment. Although oral lesions may manifest at all stages, are mainly associated with secondary syphilis. The diagnosis is usually made through serologic tests, however that suspicion needs to be maintained by the clinical and histologic findings. Conclusion: Given the increasing incidence of syphilis, it remains a public health problem worldwide and should be considered in the differential diagnosis of oral lesions in sexually active patients.
KEYWORDS	syphilis; oral manifestations; Treponema pallidum

INTRODUCCIÓN

La sífilis es una enfermedad bacteriana producida por la espiroqueta *Treponema pallidum*. Se le conoce como «la gran simuladora» pues las manifestaciones sistémicas o locales a lo largo de sus diferentes etapas imitan otras enfermedades [1, 2]. La transmisión se produce principalmente a través de relaciones sexuales no protegidas y aunque el sitio principal de inoculación son los órganos genitales, áreas extragenitales como la cavidad oral pueden verse afectadas. La enfermedad progresa a través de diferentes etapas [1-3]. La sífilis primaria afecta a la piel o las membranas mucosas. La lesión clásica es una úlcera no dolorosa de bordes elevados (chancro) que se localiza en la zona del contacto, y que aparece generalmente de 3 a 12 semanas tras la inoculación, frecuentemente seguido de una linfadenopatía regional no sensible. Los chancros duran de 3 a 6 semanas y se curan con independencia del tratamiento. La sífilis secundaria se manifiesta 4 a 6 semanas después de la desaparición del chancro y expresa la propagación hematógena de *Treponema pallidum*. La manifestación más característica es una erupción maculo-papulosa generalizada de tronco y extremidades, así como palmas y plantas (roséola sifilítica). La erupción puede afectar a las mucosas con lesiones con pápulas sobreelevadas grisáceas o blanquecinas, llamados condilomas planos. La sífilis latente, sigue a la desaparición de las lesiones de la sífilis primaria y secundaria. En esta etapa la infección continua en los pacientes no tratados y puede durar años. Este período se divide, a su vez, en latente precoz y en latente tardío (más de 12 meses). La recaída de una sífilis secundaria es más probable en esta fase precoz y se produce como consecuencia de una disfunción inmunológica. La sífilis tardía, suele aparecer después de 10 a 30 años de haberse contagiado. Se caracteriza por manifestaciones cutaneomucosas (gomas superficiales y profundas) y, por afectaciones viscerales (cardiovasculares o neurológicas).

El objetivo de este artículo es presentar el caso de un paciente con manifestaciones orales en el curso de una sífilis secundaria.

DESCRIPCIÓN

Paciente varón de 35 años, remitido por presentar múltiples lesiones ulcerosas indoloras en paladar blando y borde lingual y papilomatosas en ambas regiones amigdalares (Figura 1).

En el momento de la exploración no reconoció antecedentes patológicos previos ni relaciones de riesgo. No presentaba otras lesiones mucocutáneas.

Se realizó biopsia con resultado de intensa inflamación constituida fundamentalmente por células plasmáticas y positividad inmunohistoquímica para treponemas (Figuras 2 y 3). Virus del papiloma humano negativo negativo.

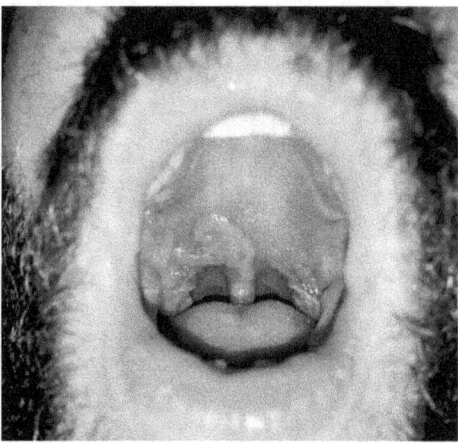

Figura 1. Lesiones ulcero-papulosas en paladar blando y ambas regiones amigdalares.

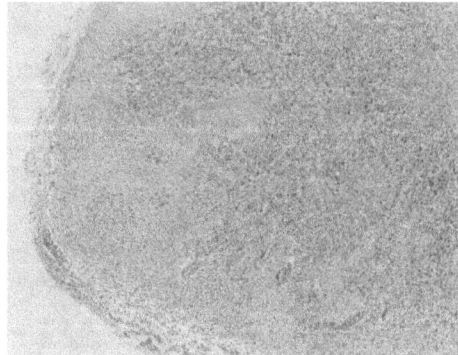

Figura 2. Mucosa oral de morfología papilomatosa con hiperplasia del epitelio y un intenso infiltrado inflamatorio con presencia de abundantes células plasmáticas (HE 100x).

Reevaluado el paciente, reconoció prácticas de sexo oral con varones no protegidas y, un cuadro de exantema rosáceo en las palmas de las manos 2 años antes, que fue diagnosticado de sífilis secundaria y tratado con una dosis de penicilina G benzatina, sin seguimiento posterior.

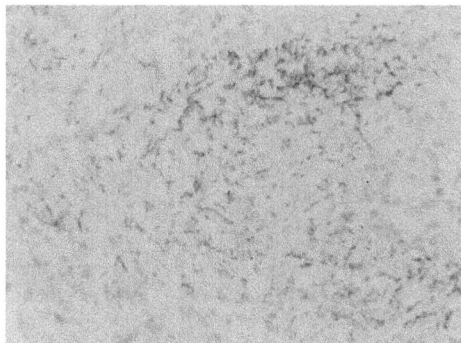

Figura 3. Presencia de abundantes bacilos positivos en estudio inmunohistoquímico con anticuerpo para detección de *Treponema pallidum* (400x).

Se realizó estudio serológico para VIH negativo, RPR (+) 1/16 y TPHA (+) 1/5120. Anticuerpos totales para sífilis positivos.
Se instauró tratamiento con penicilina G benzatina (2.400.000 UI) una dosis semanal durante 3 semanas, con resolución de las lesiones orales, y se remitió al servicio de enfermedades infecciosas para su seguimiento y descartar otras ETS asociadas.

DISCUSIÓN
La incidencia de la sífilis ha ido aumentando en todo el mundo [4, 5], ocurriendo principalmente entre hombres homosexuales, siendo frecuente la coincidencia con otras enfermedades de transmisión sexual como el VIH y hepatitis.
Las presentaciones atípicas de la sífilis representan un reto diagnóstico especialmente para médicos no habituados o en países con baja incidencia lo que incrementa las consecuencias de una terapia tardía o inadecuada, y un mayor riesgo de transmisión del VIH [4-6].
Por estas razones, debemos estar familiarizados con las manifestaciones clínicas de la sífilis.
La presentación puede ser atípica y afectar a la cavidad oral generalmente en pacientes que practican el sexo oral sin protección [7, 8].
Clínicamente, la manifestación oral de la sífilis puede parecerse a otras entidades, lo que dificulta el diagnóstico correcto por lo que debe tenerse en cuenta en el diagnóstico diferencial de las lesiones ulcerosas orales en los pacientes sexualmente activos [7, 9].
La sífilis primaria puede observarse en la cavidad oral, y se ha asociado con el sexo oral [10, 11]. El chancro de inoculación de la sífilis primaria puede ocurrir en la boca y región perioral pero es infrecuente (sólo 8 % de los casos) [12-15].
Aunque las lesiones orales pueden manifestarse en todas las etapas se asocian principalmente con la sífilis secundaria. Se observan manifestaciones orales en el 30% de los casos de los pacientes, pero rara vez como únicas manifestaciones de la infección [16-19]. Se caracterizan por lesiones eritematosas, erosivas, papulosas o ulcerosas, incluso vegetantes.
Las lesiones de la sífilis primaria y secundaria son altamente contagiosas.
El goma es la lesión oral característica de la sífilis terciaria, es causada por endarteritis obliterante de los vasos, particularmente las arteriolas, dentro de la mucosa y afecta al paladar duro, la lengua o las amígdalas. La glositis intersticial se caracteriza por la atrofia del dorso lingual como consecuencia de una endarteritis obliterativa de los vasos linguales, estas lesiones favorecen la aparición de leucoplasias y carcinomas [1-3].
Un 25% de pacientes tienen episodios recurrentes de sífilis secundaria fundamentalmente en el primer año durante la fase latente precoz, que puede manifestarse exclusivamente en la mucosa oral como en el caso que presentamos [20].
La etapa secundaria de la enfermedad toma una variedad de manifestaciones orales, imitando otras lesiones más frecuentes en la cavidad oral, permaneciendo sin tratamiento adecuado [16-22]. El análisis de la historia clínica de un paciente sospechoso, combinado con el examen físico y los exámenes serológicos, normalmente proporcionan un diagnóstico concluyente de la enfermedad, y la biopsia no se requiere normalmente como un diagnóstico inicial [22].
Las pruebas serológicas siguen siendo el pilar del diagnóstico de la sífilis [22-24]. Lo tradicional es utilizar una prueba serológica no treponémica (VDRL o RPR) para el cribado seguido de una prueba serológica específica (TPHA, FTA-ABS) de antígeno treponémico para la confirmación si la prueba de detección es positiva.
La penicilina es el fármaco de elección para el tratamiento de todas las etapas de la sífilis

[25]. El tratamiento será una dosis intramuscular de 2.400.000 UI de penicilina G benzatina en la etapa primaria. Sin embargo, en la etapa secundaria y etapa terciaria la misma dosis se repite semanalmente durante tres semanas.

Para los pacientes alérgicos a la penicilina, se indica la administración oral de doxiciclina 100 mg dos veces al día durante 14 días o 500 mg de tetraciclina cuatro veces al día durante 14 días.

CONCLUSIONES

El diagnóstico de la sífilis es un desafío ya que imita a otras enfermedades. El pronóstico de estos los pacientes está directamente relacionado con un diagnóstico precoz y la eficacia del tratamiento. Dada la creciente incidencia de la sífilis, debe tenerse en cuenta en el diagnóstico diferencial de las lesiones orales. Es importante la derivación a un servicio de enfermedades infecciosas dada la necesidad de descartar otras enfermedades de transmisión sexual asociadas.

BIBLIOGRAFÍA

1. Larsen SA. La sífilis en el momento actual. En: Picazo JJ, Bouza E (eds). Infección 1999. Servisistem 2000 SL, Bilbao, 1999, pp 177-216.

2. Castañeda Curto N, Obeso Agüera S, Morales Angulo C. Patología orofaríngea secundaria a contacto orogenital. Rev Soc Otorrinolaringol Castilla León Cantab La Rioja. [Internet] 2014 [citado el 27 de junio de 2017]; 5:85-7. Disponible en: http://gredos.usal.es/jspui/handle/10366/124038.

3. Hicks CB, Sparling PF. Pathogenesis, clinical manifestations, and treatment of early syphilis. 2013. In: UpToDate, Post TW (Ed), UpToDate, Waltham, MA. [Citado el 27 Jun. 2017].

4. Centers for Disease Control and Prevention. Sexually Transmitted Disease Surveillance [Internet] 2013. Atlanta: U.S. Department of Health and Human Services; 2014. Disponible en https://www.cdc.gov/std/stats13/surv2013-print.pdf [Citado el 27 de junio de 2017].

5. Tucker JD, Yin YP, Wang B, Chen XS, Cohen MS. An expanding syphilis epidemic in China: epidemiology, behavioural risk and control strategies with a focus on low-tier female sex workersand men who have sex with men. Sex Transm Infect. 2011;87(Suppl 2):16-8.

6. Yang CJ, Chang SY, Wu BR, Yang S4, Liu WC, Wu PY, et al. Unexpectedly high prevalence of Treponema pallidum infection in the oral cavity of human immunodeficiency virus-infected patients with early syphilis who had engaged in unprotected sex practices. Clin Microbiol Infect. 2015;21(8):787.e1-7.

7. Ikenberg K, Springer E, Brauninger W, Kerl K, Mihic D, Schmid S, et al. Oropharyngeal lesions and cervical lymphadenopathy: syphilis is a differential diagnosis that is still relevant. J Clin Pathol. 2010;63:731-6.

8. Fernández-López C, Morales-Angulo C. Lesiones otorrinolaringológicas secundarias al sexo oral. Acta Otorrinolaringol Esp. 2017;68(3):169-80.

9. Dybeck Udd S, Lund B. Oral Syphilis: A Reemerging Infection Prompting

1. Clinicians' Alertness. Case Rep Dent. 2016;2016:6295920.

10. Fregnani ER, Pérez-de-Oliveira ME, Parahyba CJ, Perez DE. Primary syphilis: An uncommon manifestation in the oral cavity. J Formos Med Assoc. 2017;116(4):326-7.

11. Bjekić M, Marković M, Sipetić S. Clinical manifestations of primary syphilis in homosexual men. Braz J Infect Dis. 2012;16(4):387-9.

12. Drago F, Ciccarese G, Cogorno L, Tomasini CF, Cozzani EC, Riva SF et al. Primary syphilis of the oropharynx: an unusual location of a chancre. Int J STD AIDS. 2015;26(9):679-81.

13. Gedela K, Boag F. Syphilic tonsillitis in primary care: a case report. Brit J Gen Pract. 2012:219-20.

14. Hertel M, Matter D, Schmidt-Westhausen AM, Bornstein MM. Oral syphilis: a series of 5 cases. J Oral Maxillofac Surg. 2014;72(2):338-45.
15. Leuci S, Martina S, Adamo D, Ruoppo E, Santarelli A, Sorrentino R, et al. Oral Syphilis: a retrospective analysis of 12 cases and a review of the literature. Oral Dis. 2013;19(8):738-46.
16. Ortega KL, Rezende NP, Watanuki F, Araujo NS, Magalhaes MH. Secondary syphilis in an HIV positive patient. Med Oral 2004;9:33-8.
17. Seibt CE, Munerato MC. Secondary syphilis in the oral cavity and the role of the dental surgeon in STD prevention, diagnosis and treatment: a case series study. Braz J Infect Dis. 2016;20(4):393-8.
18. Hamlyn E, Marriott D, Gallagher RM. Secondary syphilis presenting as tonsillitis in three patients. J Laryngol Otol. 2006;120:602-4.
19. de Paulo LF, Servato JP, Oliveira MT, Durighetto AF, Zanetta-Barbosa D. Oral Manifestations of Secondary Syphilis. Int J Infect Dis. 2015;35:40-2.
20. Carlesimo M, Palese E, Mari E, Feliziani G, La Pietra M, De Marco G, et al. Isolated oral erosions: an unusual manifestation of secondary syphilis. Dermatol Online J. 2008;14(2):23.
21. Carbone PN, Capra GG, Nelson BL. Oral Secondary Syphilis. Head Neck Pathol. 2016;10:206–8.
22. Strieder LR, León JE, Carvalho YR, Kaminagakura E. Oral syphilis: report of three cases and characterization of the inflammatory cells. Ann Diagn Pathol. 2015;19:76-80.
23. Larsen SA, Steiner BM, Rudolf AH. Laboratory diagnosis and test for syphilis. Clin Microbiol Rev. 1995;8:1-21.
24. Siqueira CS, Saturno JL, de Sousa SC, da Silveira FR. Diagnostic approaches in unsuspected oral lesions of syphilis. Int J Oral Maxillofac Surg 2014;43(12):1436–40.
25. Workowski KA, Berman S, Centers for Disease Control and Prevention (CDC). Sexually transmitted diseases treatment guidelines. MMWR. 2010. Sex Transm Dis. 2012; 39(12):954-8.

ENLACES RELACIONADOS

Centers for Disease Control and Prevention (CDC). https://www.cdc.gov/

eISSN 2444-7986
DOI: https://doi.org/10.14201/orl201784.16861

Caso clínico

LINFOMA NASAL DE CÉLULAS T/NATURAL KILLER. DESCRIPCIÓN DE UN CASO

T-Cell Nasal Lymphoma/Natural Killer. Case report

Antonio SANMARTÍN-CABALLERO; María del Carmen SALOM-COVEÑAS; Miguel Alberto RODRÍGUEZ-PÉREZ

[1]*Unidad de Gestión Clínica de Otorrinolaringología Hospital Universitario Puerto Real. Cádiz. España.*

Correspondencia: otomiguel@hotmail.es

Fecha de recepción: 10 de agosto de 2017
Fecha de aceptación: 7 de septiembre de 2017
Fecha de publicación: 9 de septiembre de 2017
Fecha de publicación del fascículo: 1 de diciembre de 2017

Conflicto de intereses: Los autores declaran no tener conflictos de intereses
Imágenes: Los autores declaran haber obtenido las imágenes con el permiso de los pacientes
Política de derechos y autoarchivo: se permite el autoarchivo de la versión post-print (SHERPA/RoMEO)
Licencia CC BY-NC-ND. Licencia Creative Commons Atribución-NoComercial-SinDerivar 4.0 Internacional
Universidad de Salamanca. Su comercialización está sujeta al permiso del editor

RESUMEN	Introducción y objetivo: Poner de manifiesto la severidad de la patología presentada, actualizando los métodos diagnósticos y terapéuticos más apropiados, así como demostrar que, a pesar del mal pronóstico conocido, existen casos favorables. Descripción: Varón de 43 años con dificultad respiratoria nasal y epistaxis, cuya endoscopia nasal muestra lesión erosiva, sangrante y voluminosa. Resultados: Supervivencia de al menos 3 años, hasta este momento. Discusión: enfermedad poco frecuente en el mundo occidental, aunque de mayor incidencia en Asia, cuyas opciones de tratamiento han ido variando. No obstante, salvo excepciones, el pronóstico es poco favorable, padeciendo severas complicaciones que pueden desembocar en el fallecimiento. Conclusiones: Patología poco frecuente con mal pronóstico, sin tratamiento estandarizado. Sin embargo, se han descrito casos de buena respuesta con buenas perspectivas de supervivencia.
PALABRAS CLAVE	linfoma células T/NK nasal; virus de Epstein-Barr; linfoma angiocéntrico
SUMMARY	Introduction and objective: To state the severity shown by this pathology, updating its more appropriate diagnosis and therapeutic methods. Despite its typical bad prognosis, we can show that favorable cases exist. Description: 43-year-old male suffering nasal obstruction and epistaxis, whose endoscopy reveals an erosive, bleeding and voluminous mass. Results: 3-year-survival, up to now. Discussion: Rare entity in western countries, but more frequent in Asia, that has been treated in different ways all along the years. However, except in unusual cases, prognosis is fateful. Serious complications, even as a result of treatment, can come up and lead to death. Conclusions: Unusual and of a poor prognosis entity, without a standardized treatment. However, there are chances of a good response to it, with satisfactory prospects of the survival rate.
KEYWORDS	nasal T/NK-cell lymphoma; Epstein-Barr virus; angiocentric lymphoma

INTRODUCCIÓN

El linfoma nasal de células T/Natural Killer (LNT/NK), tras haber recibido diferentes denominaciones (granuloma necrótico de línea media o linfoma angiocéntrico), fue descrito en 2001 por la Organización Mundial de la Salud (OMS) en su nomenclatura actual [1]. Siendo una patología poco frecuente en el mundo occidental, representa el 0,7-1,5% de los linfomas no Hodgkin (LNH), mientras que en Asia supone el segundo grupo de linfomas más frecuente, tras los gastrointestinales. La prevalencia de la enfermedad aumenta de 2.6% a 8% en el este de Asia y América Latina, en especial en países como México, Guatemala y Perú [2]. Es más frecuente en hombres y se localiza preferentemente en fosas nasales y senos maxilares, mostrando un curso clínico agresivo definido por la destrucción de tejidos circundantes [2]. Su diagnóstico se realiza mediante técnicas de hibridación *in situ*, determinando su inmunofenotipo. Se ha observado además una frecuente asociación con el virus de Epstein-Barr (VEB) [3]. El pronóstico de esta enfermedad viene definido por el índice pronóstico internacional (IPI) y por el volumen tumoral. A pesar de ser radiosensible el pronóstico es desfavorable, aconteciendo la muerte del paciente poco tiempo después del diagnóstico, generalmente como consecuencia de las complicaciones del tratamiento [4].

DESCRIPCIÓN

Varón de 43 años que había presentado insuficiencia respiratoria nasal y epistaxis intermitente de repetición por fosa nasal izquierda durante los 4 meses previos a la consulta. Usuario habitual de vasoconstrictores nasales sin hábitos tóxicos. La exploración endoscópica reveló una tumoración nasal irregular, heterogénea, friable y sangrante al roce, de 2 cm de diámetro, que englobaba y deformaba el septum nasal, habiendo destruido casi completamente el cartílago cuadrangular, mientras que su porción ósea y la pared lateral nasal estaba respetada. La resonancia magnética nuclear (RMN) mostraba destrucción de la región anterior del tabique nasal con imagen hipointensa en todas las secuencias, con restricción de difusión. La *body*-PET-TC señalaba una lesión hipermetabólica de partes blandas en *septum* nasal (Figura 1). Se realizó biopsia en quirófano que fue informada como «Linfoma T/NK nasal con alto índice proliferativo (Ki-67 >90%)», con resultado positivo para VEB, concordando con lo descrito previamente. El estudio de médula ósea resultó negativo. Se decidió tratamiento con radioterapia (RT) y quimioterapia (QT) CHOP (ciclofosfamida + doxorrubicina + vincristina + prednisona), sin evidencia de enfermedad tras 3 años de seguimiento.

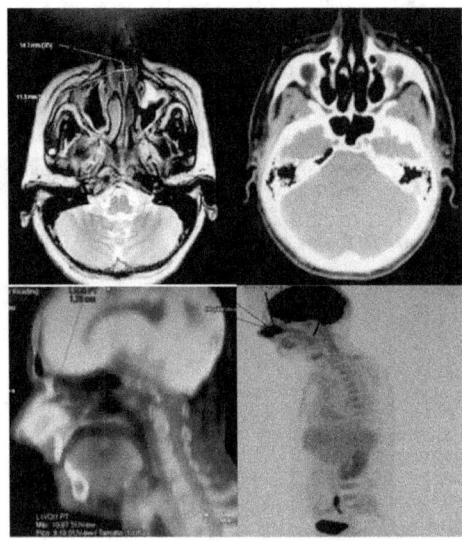

Figura 1. A. Corte axial TC nasal y senos paranasales antes del tratamiento. Lesión destructiva de septum nasal de 1-1,5 cm de diámetro, hipointensa y con restricción de difusión en todas las secuencias. B. Corte axial de TC nasal y senos paranasales postratamiento con desaparición de la lesión. C y D. PET-TC (F18FDG) nasal y de cuerpo entero que muestra tumor hipermetabólico en *septum* nasal.

DISCUSIÓN

El LNT/NK fue descrito por McBride en 1897, si bien hasta 1994 no se llegó a la identificación certera de la lesión ni a su clasificación como entidad independiente dentro del grupo de los LNH con la denominación de LNT/NK. Durante este tiempo ha recibido múltiples denominaciones: granuloma letal de la línea media, granuloma maligno centrofacial, linfoma sinonasal o linfoma angiocéntrico [1]. Es una entidad poco frecuente a nivel mundial salvo en el este asiático y América Latina, pudiendo existir predisposición racial. En países occidentales suma el 1,5% del total de los LNH. En Asia el LNT/NK representa el segundo grupo más frecuente de linfomas periféricos (2% al 8%), inmediatamente tras los gastrointestinales [2]. Existe una mayor prevalencia en varones (relación hombre/mujer de 4/1 en Europa y 3/1 en Asia). La edad de presentación más frecuentemente observada es la sexta década de la vida, si bien cuenta con un rango amplio (10-80 años) [3]. La mayor parte de los LNT/NK extranodales (60% al 90%) ocurren en la región nasal y senos paranasales (seno maxilar el más frecuente, seno frontal el menos). Pueden afectar mediante extensión por contigüidad a estructuras vecinas (paladar, órbitas, nasofaringe, orofaringe). Es posible encontrarlos en otras localizaciones como tracto aerodigestivo superior, piel, tejido celular subcutáneo, testículos y músculos. Por el contrario, la afectación de ganglios linfáticos es muy infrecuente [4]. Clínicamente se manifiestan como lesiones muy destructivas localmente, generando obstrucción nasal, tumefacción facial, rinosinusitis crónica, rinitis alérgica o epistaxis. Histológicamente presenta un espectro citológico amplio, con infiltración generalmente angiocéntrica y población de células pequeñas, medianas y grandes (Figura 2).

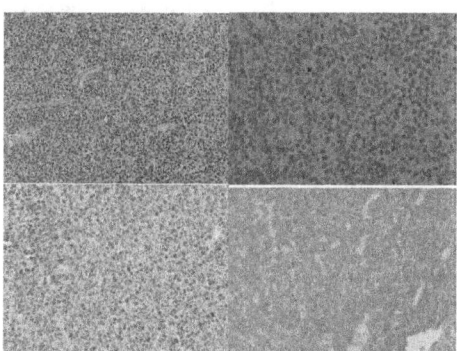

Figura 2. Estudio microscópico. A. Tinción hematoxilina-eosina: células linfoides de pequeño y mediano tamaño con células atípicas grandes que invaden y destruyen las paredes de los vasos con presencia de necrosis y apoptosis casi constante. B. Técnica inmunohistoquímica TIA-1 positiva. C. Técnica Inmunohistoquímica kI-67 con índice de proliferación celular superior al 90%. D. Técnica Inmunohistoquímica CD-3 negativo.

Cuando predominan las primeras es difícil establecer diagnóstico diferencial con procesos inflamatorios e infecciosos. La presencia de necrosis, destrucción e infiltración vascular es casi constante [5]. Inmunofenotípicamente presentan hallazgos característicos, con positividad de células tumorales para CD56 (marcador de células NK), CD2, CD3e citoplasmático, CD43, CD45Ro, TIA-1, granzima B, perforina, CD4-, CD8-, CD16-, CD57-, TCRβ-, TCRγ-; pero resultados negativos para otros marcadores de células NK, como CD45Ra o CD3 de superficie [5]. En la mayor parte de los casos publicados el VEB es detectado en las células tumorales mediante hibridación *in situ*, siendo de ayuda diagnóstica. También se identifica en sangre en 70% de casos [6]. El diagnóstico de esta entidad se basa en los datos clínicos y sobre todo en los hallazgos histopatológicos e inmunofenotípicos mencionados. La RM y TC son las técnicas de imagen recomendadas para determinar la estadificación local [7]. El diagnóstico diferencial histológico incluye la granulomatosis linfomatoide, linfoma NK blástico, enteropatía asociada a linfocitos T y linfoma *hidro-like* [8]. Zheng Yan [9], propuso en 2015 un nuevo sistema de clasificación TNM para el linfoma NK nasal, estableciendo de forma más precisa tratamiento y pronóstico, superando limitaciones de la antigua clasificación de *Ann Arbor* (Tabla 1). Respecto al tratamiento, el LNT/NK es radiosensible, siendo posible lograr un control local de la enfermedad. Lamentablemente, la recidiva tumoral se describe en la mayoría de series, (hasta el momento no ha sido así en nuestro caso) [8, 9]. Existe un consenso sobre la utilización conjunta de RT y QT en estadios avanzados, si bien en fases iniciales la QT no parece aportar mejoría adicional de supervivencia respecto a RT aislada [4, 9]. El protocolo QT más utilizado es el CHOP [10]. La opción de trasplante de médula ósea asociado a QT parece mejorar el control de recidiva local tras fracaso de tratamiento QT convencional [10]. La mayoría de pacientes fallecen pocos meses después del diagnóstico como consecuencia de complicaciones del tratamiento, habitualmente por cuadros sépticos debido a inmunosupresión [10].

CONCLUSIONES
El LNT/NK es una patología poco frecuente y de mal pronóstico en general, sin tratamiento establecido de manera definitiva hasta el momento, pero existen casos, como el que presentamos, en el que los pacientes pueden responder de manera satisfactoria, obteniendo buenas perspectivas de supervivencia.

Tabla 1. Clasificación de tumores originados en cavidad nasal.

Tumor primario	T	Definición
Cavidad nasal	T1	Cavidad nasal
	T2	Seno maxilar, seno etmoidal anterior, ala nasal, paladar, nasofaringe.
	T3	Seno etmoidal posterior, mejillas, hueso alveolar, pared medial o inferior de órbita, seno esfenoidal, espacio parafaríngeo, músculos pterigoideos.
	T4	Seno frontal, órbita (a excepción de su pared inferior o medial), espacio masticatorio (excluyendo músculos pterigoideos), base de cráneo, extensión craneal, paladar blando.
Nasofaringe	T1	Nasofaringe.
	T2	Espacio parafaríngeo.
	T3	Base de cráneo, músculos pterigoideos, senos paranasales.
	T4	Nervios craneales, extensión intracraneal, espacio masticatorio (excepto músculos pterigoideos), órbita.
Cavidad oral	T1	Cavidad oral.
	T2	Paladar, hueso alveolar, orofaringe.
	T3	Seno maxilar, piel, hipofaringe.
	T4	Invasión más extensa, perforación.
Orofaringe Hipofaringe	T1	Orofaringe o Hipofaringe.
	T2	Orofaringe e hipofaringe, paladar.
	T3	Hueso, cartílago, piel alrededor de orofaringe, tumor que origina disfagia.
	T4	Invasión más extensa, tumor que origina disnea, perforación.

BIBLIOGRAFÍA

1. Jakic-Razumovic J, Aurer I. The World Health Organization classification of lymphomas. Croat Med J. 2002;43:527-34.

2. Zheng S, Ouyang Q, Li G, Xu H, Jiang M, Cui D et al. Primary intestinal NK/T cell lymphoma: a clinicopathologic study of 25 Chinese cases. Arch Iran Med 2012;15: 36-42.

3. Hatta C, Ogasawara H, Okita J, Kubota A, Ishida M, Sakagami M. Non-Hodgkin malignant lymphoma of the sinonasal tract treatment outcome for 53 patients according to REAL classification. Auris Nasus Larynx. 2001;28:55-60.

4. Jiang M, Chen X, Yi Z, Zhang X, Zhang B, Luo F, et al. Prognostic characteristics of gastrointestinal tract NK/T-cell lymphoma: an analysis of 47 patients in China. J Clin Gastroenterol. 2013;47: e74-9.

5. Chan JK, Jaffe E, Ralfkiaer E. Extranodal NK/T lymphomas, nasal type.In: Jaffe E, Harris N, Stein H, Vardiman J, Eds. World Health Organization Classification of Tumours Pathology and Genetics. Tumours of hematopoietic Lymphoid tissue. Lyon. France IARC Press 2001. Pp. 204-7.

6. Aozasa K, Takakuwa T, Hongyo T, Woo-Ick Y. Nasal NK/T-cell lymphoma: epidemiology and pathogenesis. Int J Hematol. 2008;87:110-7.

7. Vidal RW, Devaney K, Ferlito A, Rinaldo A, Carbone A. Sinonasal malignant lymphomas: a distinct clinicopathological category. Ann Otol Rhinol Laryngol. 1999;108:411-9.

8. Suzuki R. Pathogenesis and Treatment of Extranodal Natural Killer/T-Cell Lymphoma. Semin Hematol. 2014;51:42-51.

9. Zheng Yan, Hui-qiang Huang, Xiao-xiao Wang, Yan Gao, Yu-jing Zhang, Bing Bai. A TNM Staging System for Nasal NK/T-Cell Lymphoma. Plos One Journal Taiwan 2015;1-17.

10. Proulx GM, Cuadra-García I, Ferry J, Harris NL, Greco WR, Kaya U, et al. Lymphoma of the nasal cavity and paranasal sinuses. Treatment and outcome of early-stage disease. Am J Clin Oncol. 2003;26:6-11.

DIRECTRICES PARA LOS AUTORES

Las directrices para autores pueden consultarse y se mantienen actualizadas en el enlace «Directrices para autores» de la web de la plataforma OJS de Revista ORL en Ediciones Universidad de Salamanca (http://revistas.usal.es/index.php/2444-7986/).

REMISIÓN DE MANUSCRITOS
Exclusivamente en línea a través de la plataforma OJS de Ediciones Universidad de Salamanca.

TIPOS DE ARTÍCULO
Artículo original
Artículo de revisión
Artículo de colaboración especial
Evidencia y recomendación
Caso clínico
Carta al Director
Editorial
Libros
Guía
Recensión

ORIGINALIDAD DE LOS CONTENIDOS
Los trabajos deben ser originales e inéditos. No se admite plagio. La detección de plagio conlleva las sanciones indicadas en «Directrices para autores».

IDIOMA
Los artículos deberán estar escritos en lengua española.

PRESENTACIÓN DE LOS MANUSCRITOS
Los autores deben enviar el MANUSCRITO y la CARTA DE PRESENTACIÓN en las plantillas descargable en «Directrices para autores».
Los autores deben seguir las normas formales indicadas para cada tipo de artículo indicadas en «Directrices para autores» (extensión, estructura).

ESTRUCTURA BÁSICA DEL MANUSCRITO
Incluye: título en español e inglés; nombre completo de los autores separados por punto y coma; institución; correo electrónico del autor de correspondencia; resumen estructurado en español e inglés (máximo 250 palabras) y las palabras clave en español e inglés (máximo 6); texto estructurado en los apartados: introducción, material y método, resultados, discusión, conclusiones, bibliografía.
Al final del documento se incluirán las tablas (con su leyenda encima numeradas con número arábigo) y las figuras (con su leyenda debajo numeradas con número arábigo).

Para la redacción de los trabajos, los autores pueden utilizar como guía los *Uniform Requirements for Manuscripts Submitted to Biomedical Journals* (http://www.icmje.org) elaborados por el Grupo de Vancouver.
Para cada tipo de artículo, según la metodología, se recomienda seguir las directrices de las listas de verificación publicadas (ver: http://www.equator-network.org/).

Abreviaturas: Pueden emplearse abreviaturas en el texto. Deben definirse en el texto la primera vez que se mencionen. Las abreviaturas de las unidades de medida serán las recomendadas en Rev Esp Cardiol. 2004;57:538-56.
Formato del texto: Letra Arial de 10 puntos, con un espacio de separación entre líneas. El texto ha de escribirse en letra redonda, en minúscula evitando párrafos sólo en mayúsculas. Las palabras en otros idiomas que figuren en el texto deben ponerse en cursiva.
Los números de las citas bibliográficas en el texto se colocarán entre corchetes [número] numerados según el orden de aparición en el texto.

FORMATO DE LAS CITAS BIBLIOGRÁFICAS
Se seguirán las normas de Uniform Requirements for Manuscripts Submitted to Biomedical Journals del *International Committee of Medical Journal Editors* (ICMJE) http://www.icmje.org, que recomienda que el formato y estilo de citación siga las normas que se resumen en «*NLM's International Committee of Medical Journal Editors (ICMJE) Recommendations for the Conduct, Reporting, Editing and Publication of Scholarly Work in Medical Journals*» (https://www.nlm.nih.gov/bsd/uniform_requirements.html). Para ver ejemplos detallados de referencias bibliográficas remite a la publicación de la NLM: «*Citing Medicine, 2nd edition* http://www.ncbi.nlm.nih.gov/books/NBK7256/»
Los títulos de las revistas deben figurar en formato abreviado.
Los autores pueden consultar el estilo usado por MEDLINE respecto a los títulos abreviados en http://www.ncbi.nlm.nih.gov/nlmcatalog/journals (recomendado por ICMJE).

ARTÍCULOS DE LA SECCIÓN «EVIDENCIA Y RECOMENDACIÓN»
Las normas y estructura de este tipo de artículos pueden consultarse en el enlace «Directrices para autores». El artículo debe enviarse en su plantilla específica. La estructura básica de los artículos de la sección «Evidencia y recomendación» constan de: título en forma de pregunta; resumen/palabras clave / summary/keywords; situación del tema; pregunta clínica (PICO); revisión bibliográfica (palabras clave / estrategias de búsqueda; criterios de inclusión y exclusión; resultados de la búsqueda); nivel de evidencia (GRADE); recomendaciones (GRADE).

NÚMEROS ESPECIALES
Los autores deben consultar las normas en «Directrices para autores» en los apartados «Suplemento de resúmenes de congresos» y «Publicación de libros».

AVISO DE DERECHOS DE AUTOR
Revista ORL se publica en acceso abierto *(Open Access)*. Los autores conservan los derechos de autor y ceden Ediciones Universidad de Salamanca el derecho de la publicación, distribución y reproducción de los artículos bajo Licencia CC BY-NC-ND (Licencia para todos los artículos: Licencia Creative Commons Atribución-NoComercial-SinDerivar 4.0 Internacional).
Ediciones Universidad de Salamanca puede ceder derechos para incluir sus contenidos completos en otros repositorios institucionales.
Los autores pueden disponer de una copia post-publicación *(postprint)* para su inserción en repositorio institucional o web personal inmediatamente después de su publicación haciendo mención de la cita bibliográfica original según la política de copyright y autoarchivo: SHERPA/RoMEO, DULCINEA.

EDITORIAL

Revisiones sistemáticas
José Luis PARDAL-REFOYO, Carlos OCHOA-SANGRADOR — 197-203

ARTÍCULO ORIGINAL

Enfermedad ganglionar residual tras quimiorradioterapia con intención radical en pacientes con tumores de faringolaringe
Blanca Pilar GALINDO-TORRES, Mahfoud EL UALI-ABEIDA, María LLANO-ESPINOSA, Emilio VIVES-RICOMÀ, Laura REBOLLEDO-BERNAD, Félix DE MIGUEL-GARCÍA, Rafael FERNÁNDEZ-LIESA — 205-210

Evaluación multidimensional de la calidad de voz de los futuros intérpretes vocales de élite
Muresan RODICA-ELENA, Pop ALEXANDRA-SABINA — 211-217

ARTÍCULO DE REVISIÓN

Resonancia magnética de tiroides y paratiroides
Miguel GONZALO-DOMÍNGUEZ, María Cristina HERNÁNDEZ-RODRÍGUEZ, Manuel Ángel MARTÍN-PÉREZ, José Martín MARÍN-BALBÍN, Rodrigo BLANCO-HERNÁNDEZ, Ignacio MARTÍN-GARCÍA — 219-226

Resonancia magnética de las glándulas salivales parótida y submaxilar
María Cristina HERNÁNDEZ-RODRÍGUEZ, Manuel Ángel MARTÍN-PÉREZ, José Martín MARÍN-BALBÍN, Rodrigo BLANCO-HERNÁNDEZ, Ignacio MARTÍN-GARCÍA, Roberto Domingo TABERNERO-RICO — 227-236

CASO CLÍNICO

Rinoscleroma. Descripción de un caso
Luis Enrique SANCHEZ-SIERRA, Carlos Felipe MATUTE-MARTINEZ, Daniel Martin BARAHONA-LOPEZ, Miguel BANDES, Ana Raquel URBINA, Flor GIRON — 237-241

Traqueobroncopatía osteocondroplásica. Descripción de un caso
Candelas ÁLVAREZ-NUÑO, Luis Ángel VALLEJO-VALDEZATE, Raquel FERNÁNDEZ-MORAIS, Sara FERNÁNDEZ-CASCÓN — 243-247

Paraganglioma mediastínico detectado con gammagrafía SPECT-TC con 111In-pentetreótida. Descripción de un caso
Luis Gonzaga DÍAZ-GONZÁLEZ, Berta PÉREZ-LÓPEZ, Yoana FRANCO-RODRÍGUEZ, Ángel MUÑOZ-HERRERA, Pilar TAMAYO-ALONSO — 249-252

Manifestaciones orales de la sífilis. Caso clínico
Ana Isabel NAVAZO-EGUÍA, Elena RIOJA-PEÑARANDA, Celina ECHEVARRIA-ITURBE, Danilo TERÁN-MUÑOZ, Cristina CORDERO-CIVANTOS, Cristina IBAÑEZ-MUÑOZ — 253-257

Linfoma nasal de células T/Natural Killer. Descripción de un caso
Miguel Alberto RODRÍGUEZ-PÉREZ, Antonio SANMARTÍN-CABALLERO, Mª Carmen SALOM-COVEÑAS — 259-262

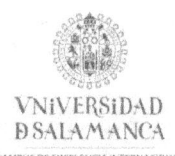
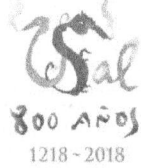
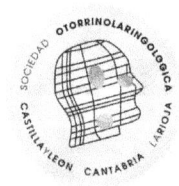

Fecha de publicación de este volumen: diciembre de 2017

www.ingramcontent.com/pod-product-compliance
Lightning Source LLC
Chambersburg PA
CBHW082118220526

45472CB00009B/2227